Peter Meyer

Das gute Sehen

Kleine Entdeckungsreise mit unserem wichtigsten Sinn

D1731710

Das gute Sehen

Peter Meyer

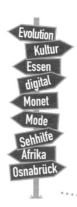

Evolution
Kultur
Essen
digital
Monet
Mode
Sehhilfe
Afrika
Osnabrück

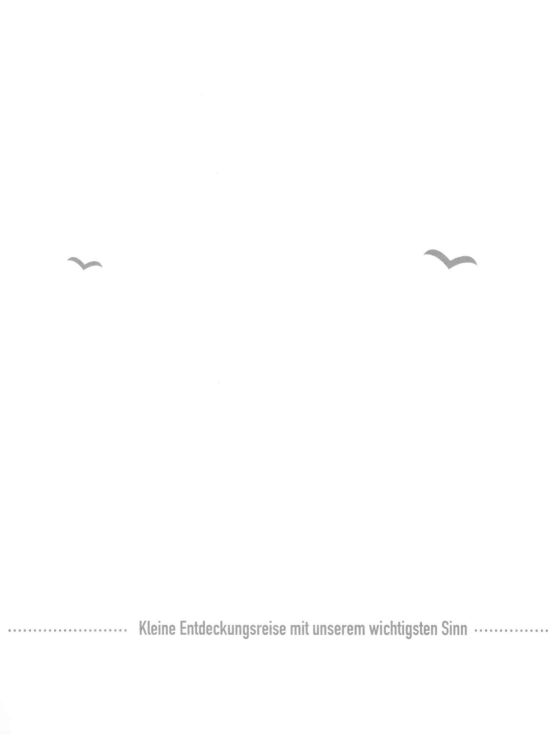

Kleine Entdeckungsreise mit unserem wichtigsten Sinn

Haben Sie heute schon einmal an Ihre Augen gedacht?

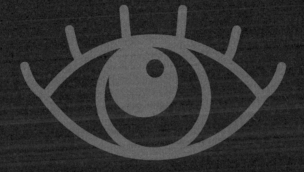

Ich meine, sich bewusst Gedanken gemacht über Ihr wichtigstes Sinnesorgan? Vermutlich eher nicht. Das Sehen ist ja selbstverständlich für uns. Wir stehen morgens auf, gucken kurz aus dem Fenster, wie das Wetter ist, schauen in den Spiegel und entdecken ein neues Fältchen, sehen unsere Kinder am Frühstückstisch, die meist noch sehr kleine Augen haben, werfen einen Blick in die Zeitung oder aufs Smartphone etc.

Gucken, schauen, blicken. Das Sehen ist so normal und alltäglich für uns, dass wir vergessen, wie viel dahintersteckt. Klar, irgendwann haben wir uns einmal damit beschäftigt. Im Biologieunterricht damals lernten wir: Hornhaut, Linse, Netzhaut, Sehnerv, Sehschärfe, Gesichtsfeld. Hui, ganz schön kompliziert und komplex, was da zwischen Auge und Hirn abläuft. Aber wer denkt schon groß darüber nach, wenn alles quasi automatisch funktioniert?

Ich muss gestehen, ich gehöre zu den Menschen, die sich viele Gedanken übers Sehen machen.

Das liegt bei uns sozusagen in der Familie. Mein Großvater, mein Vater, ein Onkel, einer meiner Brüder und drei Vettern – allesamt Augenärzte. Mein Vater war 26 Jahre am Marienhospital Osnabrück tätig. Sie können sich also vorstellen, worüber bei uns am Abendbrottisch geredet wurde. Wörter wie Netzhautablösung oder Makuladegeneration kannte ich schon als kleiner Schuljunge.

Ich führte die Familientradition auf einem anderen Weg weiter. Gut sehen und gut dabei aussehen, dieses optische Gespann interessierte mich besonders. Ich wurde Augenoptiker. Medizin, Gesundheit, Technologie, Fashion, Design, Kultur – all das wirkt in meiner Arbeit zusammen. Ich bin selbst immer wieder überrascht, wie viele Bereiche unseres Lebens mit gutem Sehen zu tun haben und wie wenig bewusst das den meisten Menschen ist.

Daher kam die Idee zu diesem Buch. Warum nicht einmal in Worte fassen und erzählen, was für mich die Faszination des Sehens ausmacht? Kein Brillen-Ratgeber, kein Gesundheitsbuch, sondern eine unterhaltsame kleine Reise durch die Welt der visuellen Eindrücke und sinnlichen Erfahrungen, der optischen Moden und technologischen Trends.

Schön, dass Sie mich auf dieser Reise begleiten möchten. Ich wünsche Ihnen viele lesens- und sehenswerte Entdeckungen!

Ihr Peter Meyer

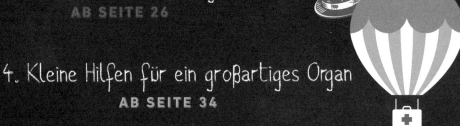
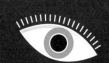

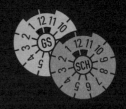

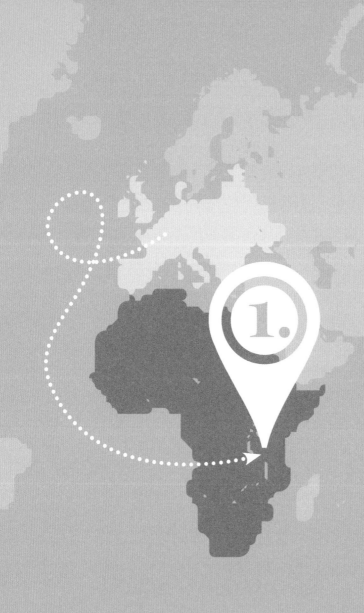

Vom Glück, endlich richtig zu sehen

Unsere Reise durch die Welt des Sehens beginnt in Afrika, genauer in Tansania. Gerade frisch aus der Optikerausbildung, verbrachte ich dort 1988 eine Zeit, die mich nachdrücklich prägen sollte ...

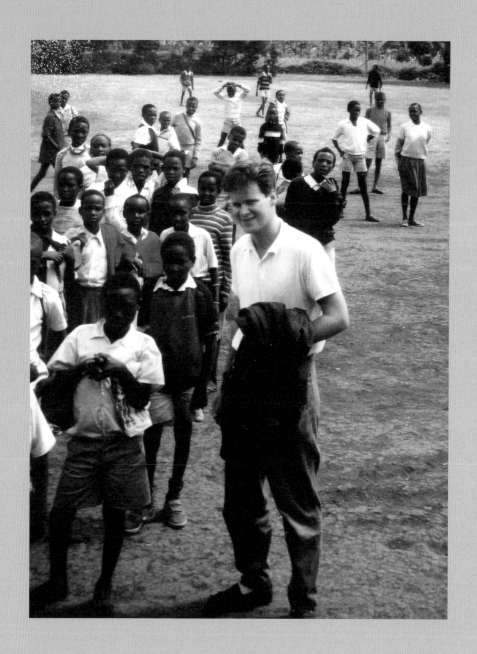

Ich unterstützte meinen Vater bei einem Hilfs-
einsatz in Tansania in der Region Arusha.
Menschen, die nach unseren Maßstäben fast
blind waren, kamen von weit her, um sich am
Auge operieren oder eine Sehhilfe anpassen
zu lassen. Wir haben Hunderten von ihnen
helfen können – eine wunderbare Erfahrung.

Ein Fall

ist mir besonders in Erinnerung geblieben.

Eines Tages kam eine ältere Frau zu uns. Das heißt, ich hielt sie beim ersten Anblick für alt. Tatsächlich war sie erst knapp über 50 Jahre alt. Ein hartes, entbehrungsreiches Leben hatte sich in ihr Gesicht geschrieben. Von Kindheit an hatte sie eine starke Sehschwäche. Kurzsichtig, mehr als zehn Dioptrien auf beiden Augen. Ihr bisheriges Leben hatte sie wie durch ein unscharf gestelltes Objektiv wahrgenommen. Verschwommen und ohne Konturen.

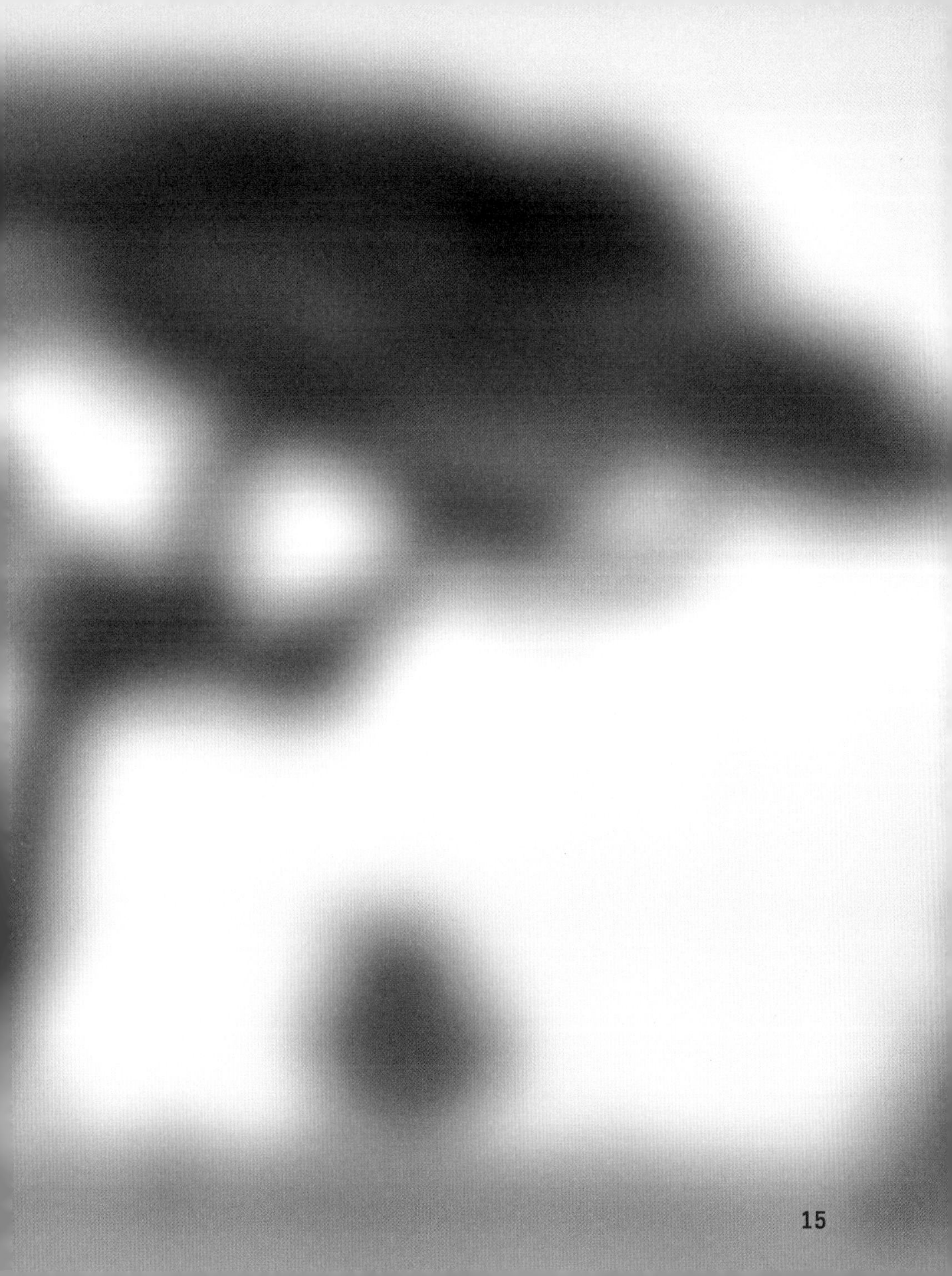

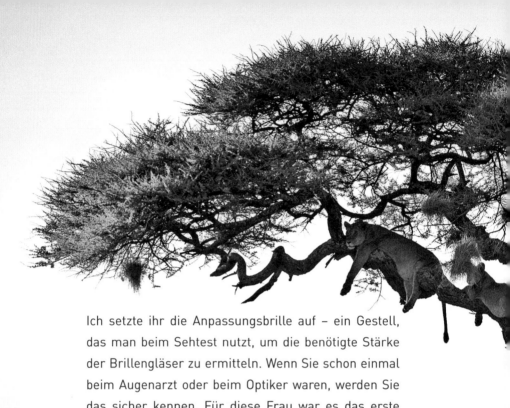

Ich setzte ihr die Anpassungsbrille auf – ein Gestell, das man beim Sehtest nutzt, um die benötigte Stärke der Brillengläser zu ermitteln. Wenn Sie schon einmal beim Augenarzt oder beim Optiker waren, werden Sie das sicher kennen. Für diese Frau war es das erste Mal, dass sie ein solches Gestell aufhatte. Sie strahlte plötzlich über das ganze Gesicht. Weil sie Kisuaheli sprach, und ich nur Deutsch und Englisch, verstand ich leider nicht, was sie sagte. Aber ich sah ihr an, was sie meinte: Endlich kann ich alles scharf sehen!
Auch ich war glücklich und, ehrlich gesagt, sehr gerührt.

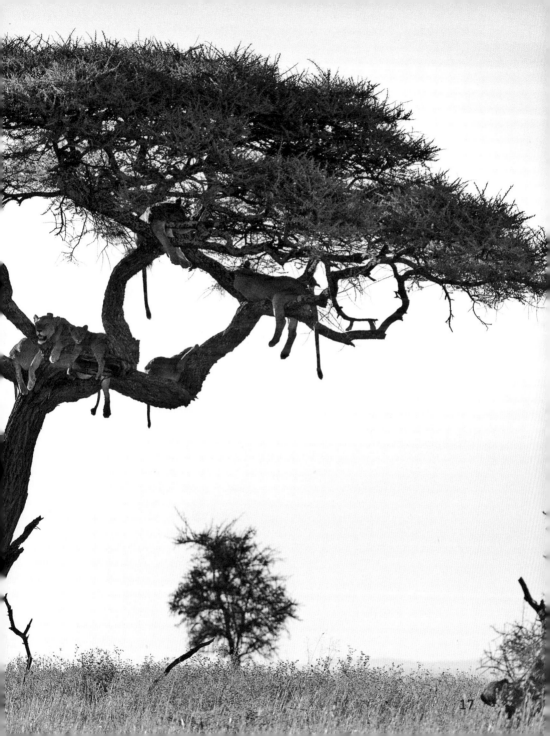

Die Geschichte ist aber noch nicht zu Ende.

Ich wollte der Frau die Anpassungsbrille abnehmen, doch sie hielt sie mit beiden Händen fest – ihr Lachen verflog, der ganze Körper verkrampfte. Nein, sie wollte das Gestell nicht mehr hergeben! Jetzt, wo sie doch endlich sehen konnte!

Es dauerte eine kleine Weile, bis mein Vater und ich ihr klarmachen konnten, dass sie eine richtige Brille bekommen würde. So eine Anpassungsbrille ist ja weder schön noch geeignet für den dauerhaften Gebrauch. Sie verstand schließlich und beruhigte sich. Wenige Tage später war ihre Brille fertig. Mein Vater machte ein Foto von der Frau, die nach Jahrzehnten endlich richtig sehen konnte. Ihr Lächeln, ihr Glück, ihre Dankbarkeit zählen zu den Gründen, warum ich meinen Beruf bis heute so

liebe.

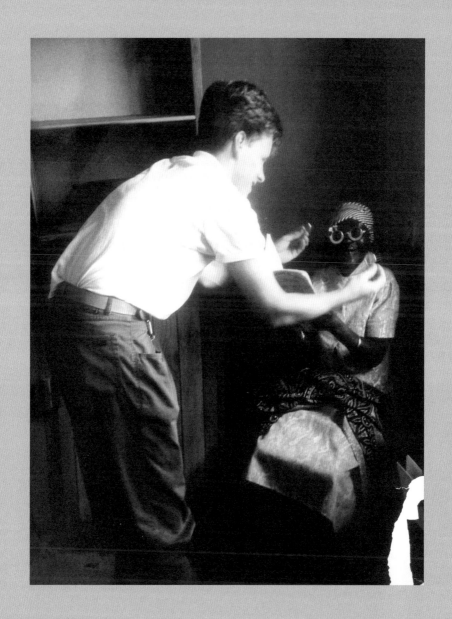

So sieht's aus, wenn man nicht gut sieht ...

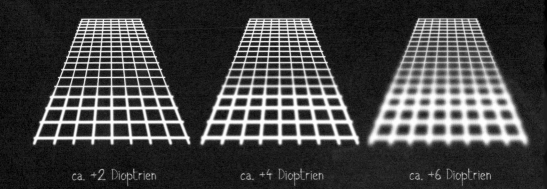

ca. +2 Dioptrien   ca. +4 Dioptrien   ca. +6 Dioptrien

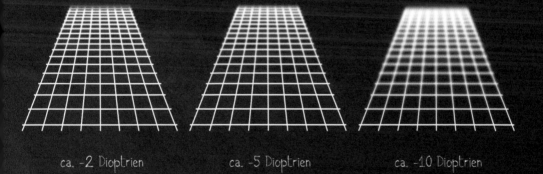

ca. -2 Dioptrien   ca. -5 Dioptrien   ca. -10 Dioptrien

Hier geht's zum Online-Sehstärken-Simulator

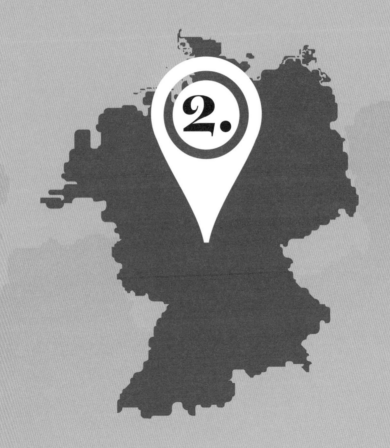

Mitten
im Gesicht
und doch
etwas
daneben

Kehren wir zurück nach Deutschland. Hier ist eine Brille kein Luxus. Die Probleme liegen meist weniger beim guten Sehen als beim „Gut-damit-Aussehen" ...

Erinnern Sie sich noch? Wenn Frank-Walter Steinmeier früher im TV auftauchte, trug er eine, sagen wir mal, sehr individuelle Brille auf der Nase. Sie war viel zu klein für sein Gesicht, die runden Gläser münzgroß und fingerdick. Mit Verlaub, besonders präsidial sah das noch nicht aus.

Vor rund fünf Jahren dann ein verblüffender Wandel. Es präsentierte sich ein ganz neuer Steinmeier. Souveräner, lässiger, ja, auch sympathischer. Was war geschehen? Eine neue Brille. Nicht mehr, nicht weniger. Ein modisches dunkles Gestell, das sich harmonisch in sein Gesicht fügte. Die Gläser größer, nicht mehr kreisrund, eher rechteckig.

Das Beispiel von Frank-Walter Steinmeier zeigt sehr schön, wie wichtig eine Brille für den berühmten ersten Eindruck ist. Nicht nur unsere Kleidung, Frisur, Körperhaltung wirken auf andere. Wenn wir jemandem begegnen, blicken wir in sein Gesicht – und sehen in vielen Fällen eine Brille. Passt sie zur Person? Fällt sie ins Auge und dadurch positiv oder negativ auf? Betont sie den Charakter, fügt ihm eine interessante Note hinzu? Oder irritiert sie, beißt sie sich mit anderen Wahrnehmungen dieser Person?

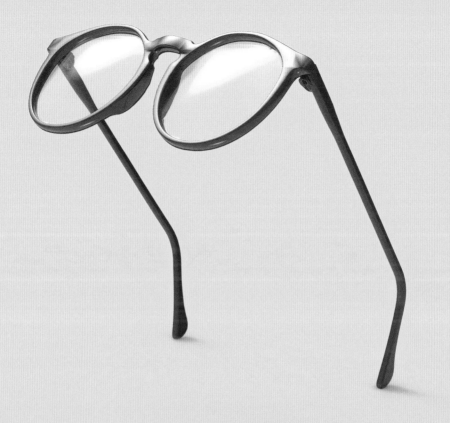

Der Optiker, der Frank-Walter Steinmeier bei der Brillenwahl beraten hat, bewies unzweifelhaft, dass er ein gutes Händchen für modisches Brillendesign hat – und vor allem einen scharfen Blick für die Gesichtslinien seines Gegenübers. Eine Brille, die passt, folgt diesen Linien, nimmt sie auf, rundet sie ab. Wenn dann noch die Proportionen stimmen, ist alles perfekt. Kollegiales Kompliment also an die unbekannte Fachkraft!

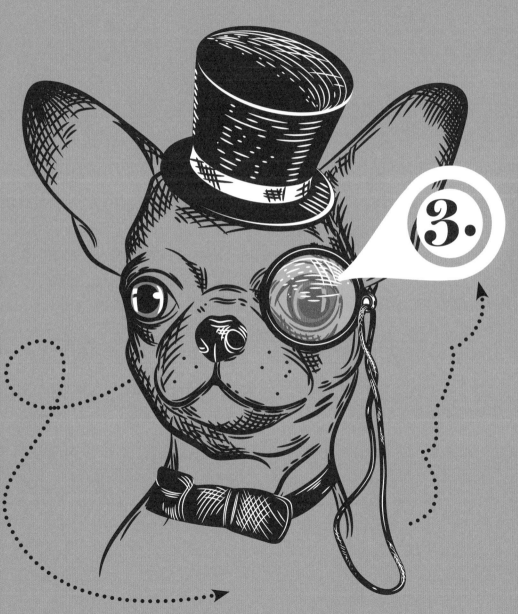

Einmal
Brille mit
Fensterglas,
bitte

Wo wir gerade beim Bundespräsidenten und seinem Brillenwechsel sind: Wie hat sich unser Verständnis von der Brille im Laufe der Zeit gewandelt? Gute Gelegenheit für eine kurze Führung durch diese Historie ...

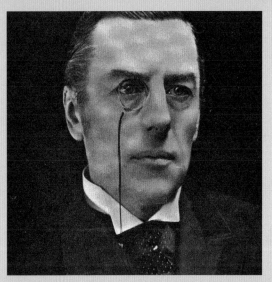
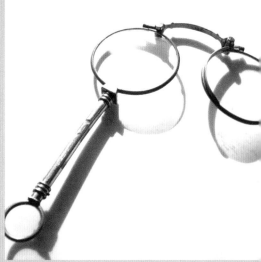
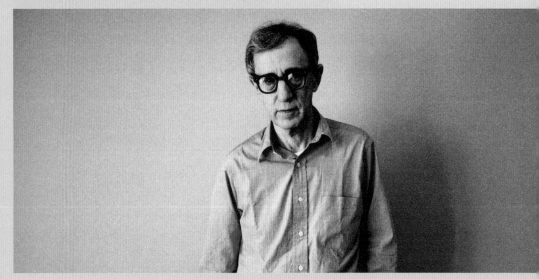

Beginnen wir im Heute. Nana Mouskouri. Woody Allen. Elton John. Der selige Karl Lagerfeld. Diese Klassiker kennen wir nur mit Brille. Aber auch viele jüngere Stars und Prominente zeigen sich mittlerweile gerne „mit". Denken wir nur an die Influencer in den sozialen Medien,

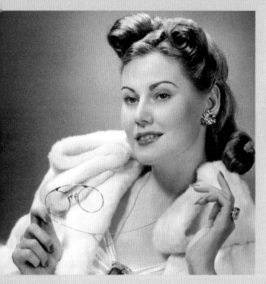
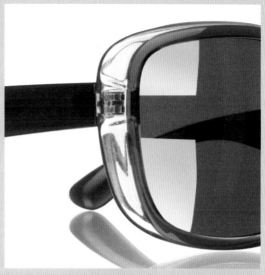
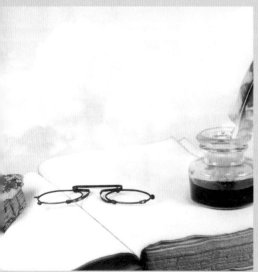
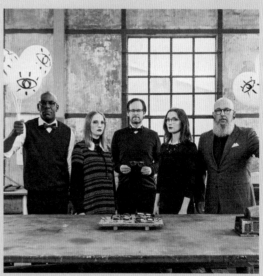

die sich für ihre Selfies übergroße Gestelle aufsetzen. Jedenfalls ist das Schimpfwort „Brillenschlange!" längst in der Mottenkiste der Geschichte verschwunden. Brille ist jetzt hip, Brille ist Fashion, Brille ist Style. Löst sie etwa bald die Handtasche, den Designerschuh ab?

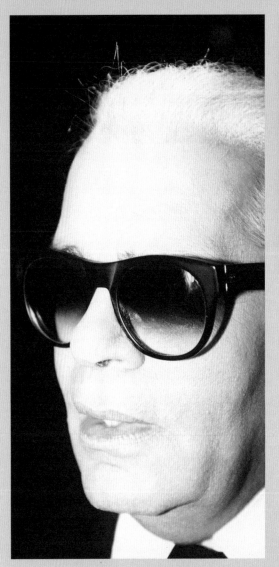
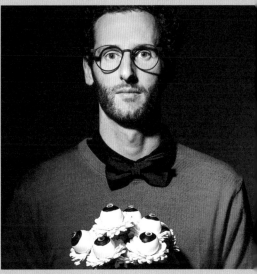
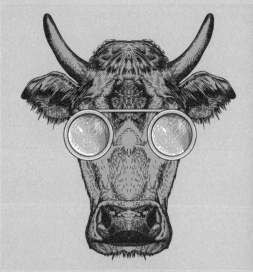

Viele Optiker machen wie ich die Erfahrung, dass junge Menschen in den Laden kommen und sich eine Brille wünschen, obwohl sie gerade mal 0,25 Dioptrien Fehlsichtigkeit haben. Da braucht man doch keine Brille, hätte man früher gesagt. Heute ist das keine Frage mehr.

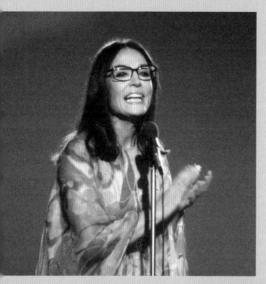
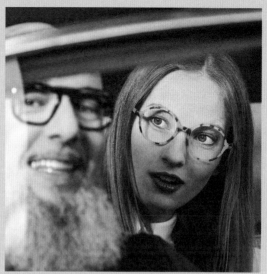

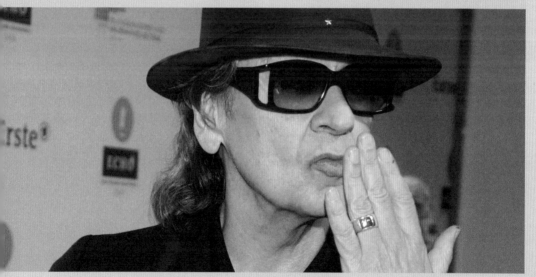

Überhaupt ist ein entspannter Umgang eingekehrt. Hilfe, ich brauche eine Brille! Das ist vorbei. So wie ich mir als Frau das Gesicht schminke, Ohrringe trage, die Haare style, so setze ich mir eine Brille auf, die zu mir passt und mein Aussehen unterstreicht. So wie ich als Mann einen schönen Anzug auswähle, Schuhe, Hemd und Krawatte passend dazu, so greife ich zu einer Brille, die mein Outfit abrundet.

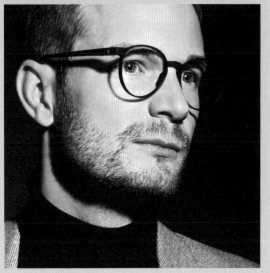
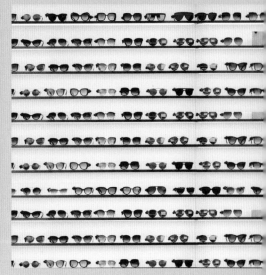
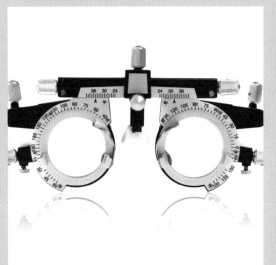
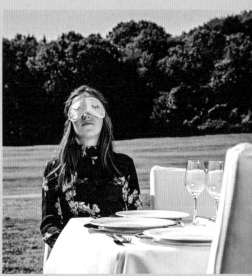

Gut, einen Riesenschrank, in dem wir unsere Brillensammlung aufbewahren, würden sich wohl die wenigsten von uns beim Schreiner bestellen. Nicht jeder ist ein Elton John. Doch mehrere Brillen für verschiedene Situationen, Outfits, Stimmungen, die leisten sich immer mehr Menschen.

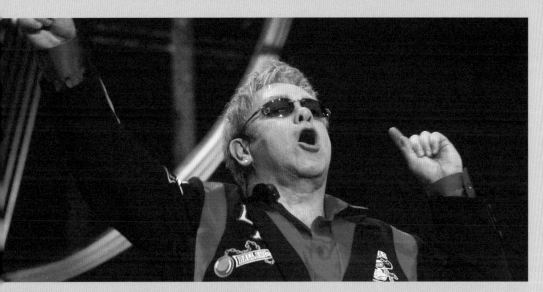

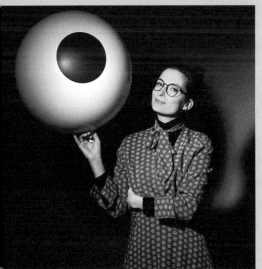

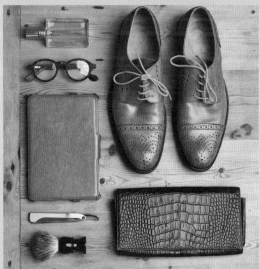

www.bit.ly/2SFqk5D

33

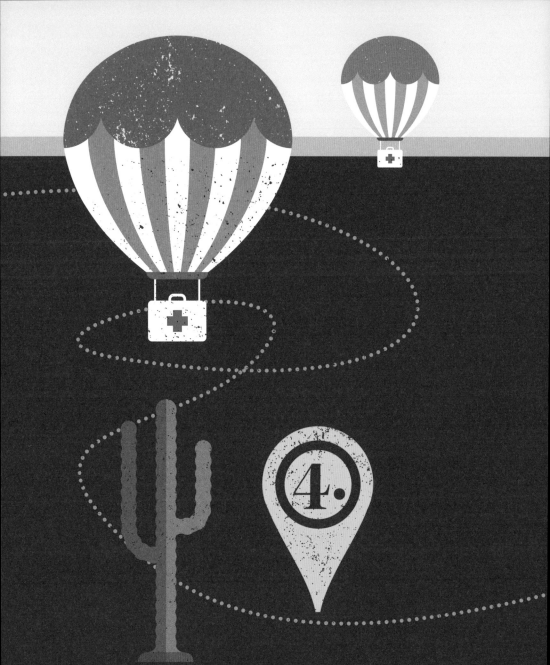

Kleine
Hilfen
für ein großartiges
Organ

Halten wir auf unserer Reise kurz inne. Es kursieren viele Tipps und Ratschläge für gutes Sehen, manche sinnvoll, manche weniger fundiert. Höchste Zeit also, mit ein paar Mythen aufzuräumen und vernünftige Empfehlungen zu geben.

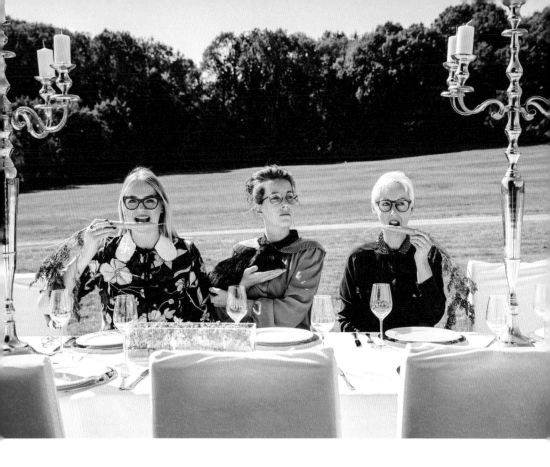

Wir gehen ins Fitnessstudio und in die Sauna. Wir laufen frühmorgens durch den Wald und essen mittags einen Salat. Wir hören auf zu rauchen und fangen mit Yoga an. All das tun wir für unseren Körper. Nur an die Augen denken wir kaum. Sie könnten ein wenig mehr Aufmerksamkeit gut vertragen. Den ganzen Tag über strengen wir sie an. Wir lesen, arbeiten, schreiben im Nahbereich. Bei rund 80 Prozent des täglichen Tuns gebrauchen wir die Augen. Etwas Entspannung und Unterstützung wäre schön. Aber wie können wir unserem wichtigsten Sinnesorgan etwas Gutes tun?

NICHT NUR KAROTTEN SIND GESUND FÜRS AUGE

Natürlich sind Karotten gut fürs Sehen. Oder haben Sie schon mal einen Hasen mit Brille gesehen? Scherz beiseite. Das in Karotten enthaltene Beta-Carotin wandelt unser Körper in Vitamin A um. Dieses steht zu Recht im Ruf, förderlich fürs gute Sehen zu sein. Unter anderem soll es beim Hell-Dunkel-Sehen helfen. Aber auch andere Vitamine und Nährstoffe sind wichtig. Die Vitamine C und E sowie Lutein und Zink sollen gegen Zellschädigungen vorbeugen, die Omega-3-Fettsäuren im Fisch regen ebenso wie das Koffein in Kaffee oder Tee die Tränenproduktion an, was wichtig für eine gute Befeuchtung des Auges ist. Mit einer ausgewogenen Ernährung tun wir also auch unseren Augen etwas Gutes.

Meine fünf Lieblingszutaten für eine augengesunde Ernährung:

1. GRÜNES GEMÜSE

Brokkoli, Spinat und Grünkohl haben viel Lutein und Zeaxanthin. Diese Nährstoffe sind wichtig für ein gutes Sehvermögen. Unter anderem schützen sie die Netzhaut vor freien Radikalen. Bei alternden Augen können sie zur Vorbeugung gegen Grauen Star und Makuladegeneration beitragen. Allein in 100 Gramm Brokkoli stecken 10 Milligramm Lutein.

2. NÜSSE UND KERNE

Durch Vitamin E kann sich die Altersbedingte Makuladegeneration (AMD) verlangsamen. Auch gegen den Grünen Star soll es helfen. In allen Nusssorten sowie in Erdnüssen, Sonnenblumen- und Pinienkernen ist es hochdosiert enthalten.

3. ROTE PAPRIKA

Mehr Vitamin C pro Kalorie geht kaum. Vitamin C ist gut für die Blutgefäße im Auge, besonders der Netzhaut, und kann Grauem Star vorbeugen helfen. Die Vitamine A und E sind in roter Paprika ebenfalls reichlich vorhanden. Aber bitte roh verzehren, denn durch Erhitzen wird Vitamin C zerstört.

4. FISCH

Fetthaltige Fischsorten wie Forelle, Thunfisch, Lachs, aber auch Meeresfrüchte wie Austern, versorgen uns mit Omega-3-Fettsäuren. Diese sind gut für die Netzhaut und regen außerdem die Meibom-Drüsen an den Lidrändern an, was vor trockenen Augen schützt. Die Tränenqualität verbessert sich spürbar.

5. ORANGEFARBENE FRÜCHTE UND GEMÜSE

Neben Karotten haben auch Süßkartoffeln, Mangos und Aprikosen viel Beta-Carotin, sprich Provitamin A zu bieten. Vitamin A trägt dazu bei, dass wir bei Dunkelheit besser sehen können, es gilt als das bekannteste „Augen-Vitamin" (Stichwort: brillenlose Hasen).

GEGEN UV-LICHT HILFT EIN GUTER SCHUTZ

Zu viel Sonnenlicht schadet den Augen, das scheint sicher. Zum Beispiel steigt das Risiko für den Grauen Star, denn UV-Licht kann zu einer Trübung der Linse beitragen. Eine Sonnenbrille bzw. Korrekturgläser mit Tönung sind daher für Sonnentage ein Muss. Einen ausreichenden UV-Schutz der Gläser selbstverständlich vorausgesetzt. Übrigens haben Menschen mit blauen oder grünen Augen oftmals eine höhere Lichtempfindlichkeit als Menschen mit dunkleren Augen. Bei einer hellen Augenfarbe weist das Auge weniger Pigmente auf und ist meist damit blendempfindlicher.

Sonnenschutz ist natürlich auch für Kinder wichtig. Hier kommt es auf das Alter an. Erst ab drei Jahren sollte ein Kind eine Sonnenbrille tragen. Warum? Weil im frühen Kindesalter das Auge einen natürlichen Schutz vor UV-Licht aufbaut. Eine gute Kindersonnenbrille sollte mindestens dem Standard „UV 400" entsprechen. Das heißt, dass UV-Licht bei Wellenlängen unter 400 Nanometern herausgefiltert wird. Ein Augenoptiker sollte die Brille anpassen.

LESEN BEI DÄMMERLICHT NERVT DAS AUGE

Lesen bei funzeliger Beleuchtung, das kann doch nicht gut sein, oder? Immer noch klingen uns die Warnungen aus der Kindheit in den Ohren: „Mach dir Licht an, sonst verdirbst du dir die Augen!" Ist da was dran? Beweise, dass die Augen durch Lesen bei schlechtem Licht langfristig geschädigt werden, gibt es bisher nicht. Weil die lichtempfindlichen Sehzellen und der Muskel, der die Linse wölbt, damit wir lesen können, stark gefordert werden, ist Lesen bei wenig Licht aber recht anstrengend. Wir bekommen Kopfschmerzen, die Konzentration lässt nach oder die Augen röten sich. Ein weiterer Effekt, der das Lesen bei wenig Licht erschwert: Die Pupille wird größer, es kommt mehr Licht ins Auge, gleichzeitig verringert sich die Tiefenschärfe, was das Lesen anstrengend macht und Stress hervorruft. Besser ist es daher, eine ausreichende Lichtquelle zu haben, zum Beispiel eine gute Leseleuchte am Bett.

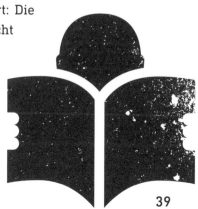

AUGEN TRAINIEREN – ABER RICHTIG

Auch für unsere Augenmuskeln sollten wir regelmäßig eine kleine Sporteinheit einlegen. Wir können dabei bequem sitzen bleiben. Es gibt verschiedene Übungen, um das Auge bzw. die Muskeln des Auges zu entspannen. Eine einfache Übung: Wir fixieren abwechselnd unterschiedliche Punkte in unserer unmittelbaren Umgebung. Zum Beispiel unsere Nasenspitze. Unseren Daumen am ausgestreckten Arm. Die Türklinke. Ein Bild an der Wand. Oder den Schornstein des Nachbarhauses, den wir durch das Fenster sehen. Auf jedem dieser Punkte verweilen wir mit unserem Blick ein, zwei Atemzüge lang. Bitte mehrmals wiederholen, die investierten paar Minuten sind eine wahre Wohltat für Ihre Augen, Sie werden es merken.

SPORT HÄLT DIE NETZHAUT FIT

Wer sich viel bewegt, tut auch seinen Augen was Gutes. Eine Langzeitstudie des kalifornischen Lawrence Berkeley National Laboratory zeigte 2012, dass regelmäßiges Joggen der Altersbedingten Makuladegeneration (AMD) vorbeugt: Eine Laufeinheit von fünf Kilometern pro Tag senke das Risiko um fünfzig Prozent, die Durchblutung verbessere sich und die Netzhaut werde effizienter versorgt. Also Laufschuhe anziehen und die Netzhaut fit fürs Alter machen!

→ Weitere Entspannungsübungen fürs Auge finden Sie in den Kapiteln 13 und 16.

BRILLE AUF IST BESSER

Manche Menschen glauben immer noch, sie täten ihren Augen etwas Gutes, wenn sie die Brille zwischendurch absetzen. Vor allem Kurzsichtige machen dies gerne beim Lesen oder allgemein beim Nahsehen. Dahinter steckt der hartnäckige Glaube, die Augen würden dann entspannen können. Tun sie aber nicht. Ein Beispiel: Wenn ich kurzsichtig bin mit minus drei Dioptrien, sehe ich ohne Brille bis 33 Zentimeter Abstand scharf. Habe ich die Brille auf, sehe ich bis unendlich scharf, so wie ein Normalsichtiger. Die Augenmuskeln werden in diesem Fall ab sechs Metern angespannt. Nehme ich die Brille ab, müssen die Augenmuskeln erst ab 33 Zentimetern aktiv werden. Somit erspare ich meinen Augen im wesentlichen täglichen Arbeitsbereich jegliche Akkommodation. Der Akkommodationsmuskel wird nicht gefordert und wird deshalb träge. Ich tue meinen Augen also keinen großen Gefallen, wenn ich auf die Brille verzichte. Falls das Nah- und das Fernsehen für Sie als Brillenträger oft anstrengend sind, sollten Sie Ihren Augenoptiker einmal auf sogenannte Wellness-Gläser ansprechen. Eine Wellness-Brille ermöglicht ein besonders entspanntes Sehen.

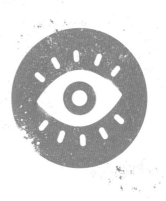

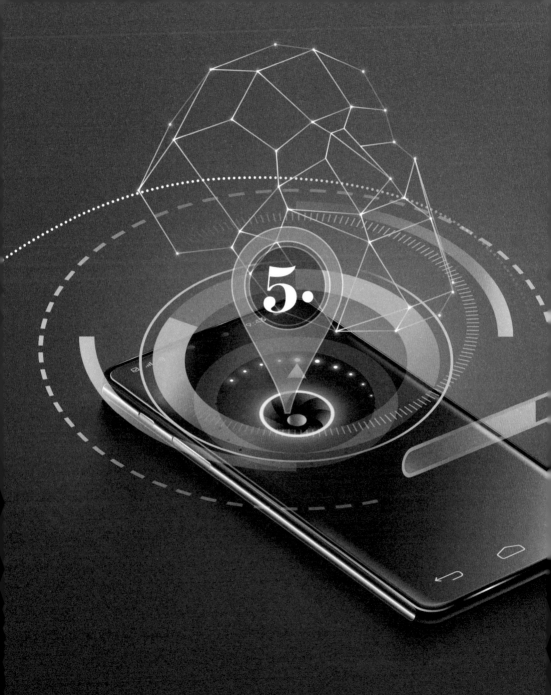

5.

Dein Smartphone schaut dich an

Bislang haben wir auf unserer Reise nur über die menschlichen Augen geredet. Andere Lebewesen können teils viel besser sehen als wir. Raubvögel etwa. Und dann gibt es da noch ein Ding, auf das wir täglich zig Mal blicken ...

Ja genau, ich meine das Smartphone. Es wird immer besser im Sehen und blickt sozusagen zurück. Ein Lebewesen ist es dadurch noch nicht, auch wenn wir es ab und zu so behandeln, als wäre es ein Teil von uns und kein seelenloses Ding. Es ist uns sehr nah und fast so etwas wie ein artifizieller Körperteil – der nur leider regelmäßig aufgeladen und gegen ein neues (meist teureres) Exemplar ersetzt werden will.

Es kann sehen, wirklich? Durch Fähigkeiten wie Gesichtserkennung wird das Smartphone zu einem sehenden Ding. Es sieht, erkennt, iden-tifiziert uns. So wie wir das Gesicht unseres Gegenübers mustern und einordnen, so scannt das Smartphone die Umrisse, Senken, Täler, Linien unseres Antlitzes. Hierfür nutzt es zwar keine Kamera, aber Infrarotstrahlen. Doch wie bei uns findet das eigentliche Sehen im Hirn bzw. im Rechenhirn statt. Unser Auge ist ja auch nur eine Art Empfänger von Lichtsignalen, die dann durch die Sehzellen in Informationen umgewandelt und über den Sehnerv ans Gehirn übermittelt werden.

Für die Zukunft sehe (!) ich da aber noch viele weitere Möglichkeiten. Schon jetzt gibt es zum Beispiel Apps, die sehbehinderten Menschen helfen, den Gesichtsausdruck ihres Gegenübers zu interpretieren. Das sogenannte Affective Computing ist ein riesiger Entwicklungstrend. Computer lernen, unsere Emotionen zu verstehen. Aus künstlicher Intelligenz wird so eine Art emotionale bzw. soziale Intelligenz. Schlechte Laune? Dann spielt uns unser Smartphone vielleicht einen aufmunternden Song vor. Oder es schlägt uns ein kleines Quiz oder Game vor, das uns auf positivere Gedanken bringt. Neben dem Kamerabild von unserem Gesicht wird es dafür wahrscheinlich auch den Klang unserer Stimme auswerten. Gesichtsausdruck und Stimme interpretieren, Pulsschlag messen etc. – das Smartphone von morgen kann uns wirklich umfassend im Blick behalten.

Ich kann mir gut vorstellen, dass uns solche und ähnliche Anwendungen eines nicht so fernen Tages völlig alltäglich vorkommen werden. Vielleicht schaut uns sogar unser Kühlschrank ab und zu mitleidig an: Na, wie wäre es nach diesem Stresstag mit einem kühlen Bier?

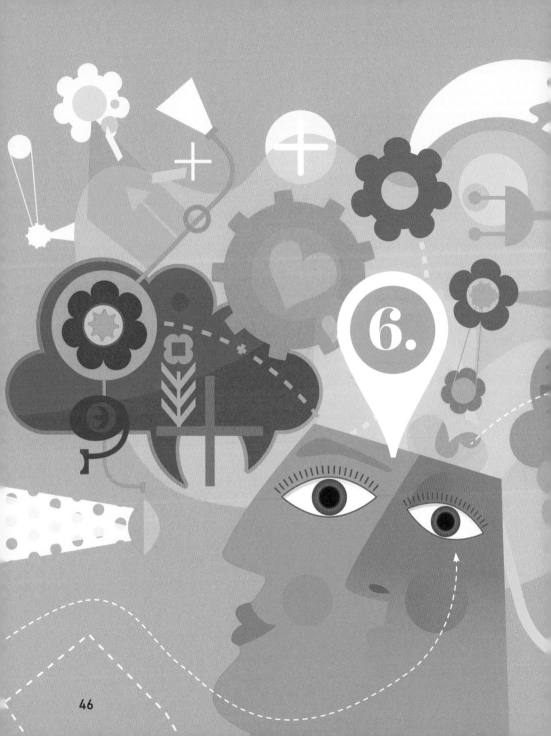

Ich sehe, also erinnere ich mich

Bleiben wir noch kurz beim Smartphone, bevor wir weiterziehen. Wofür verwenden wir unser Lieblingsding am liebsten? Zum Telefonieren etwa? Nein, ...

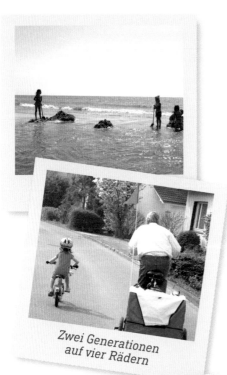

Zwei Generationen
auf vier Rädern

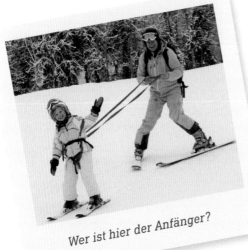

Wer ist hier der Anfänger?

... zum Fotografieren. Zumindest hat es den Anschein, dass die meisten Menschen andauernd und überall ihr Smartphone zücken, um ein Teller-gericht, ein Wandgraffiti, ein schönes Stück Architektur oder einfach sich selbst zu knipsen.

Warum machen wir Fotos? Wir wollen etwas festhalten, das uns anspricht und gefällt, um es dann anderen zeigen zu können. Etwa auf Facebook oder Instagram. Wir halten das Motiv aber auch für uns selbst fest. Ach, da mach ich jetzt mal ein Bild, damit ich es nicht vergesse! Das sagen wir uns dabei insgeheim. Später sehen wir dann das Bild und erinnern uns. Ohne das Foto würde uns der schöne Moment, das wunderbare Detail, die lieb gewonnene Bekanntschaft viel-leicht entfallen. Das fürchten wir, aber da ist auch viel dran, wie ich meine.

Mir fällt das jedes Mal auf, wenn ich mit meinen Kindern in unseren Familienfotos stöbere. Sobald sie Bilder von gemeinsamen Urlaubsreisen sehen, erinnern sie sich an das jeweils abgebildete Ereignis noch relativ klar. Wenn ich ihnen nur davon erzähle („Weißt du noch, wie du mit drei Jahren die erste Sandburg gebaut hast?"), gucken sie mich meist mit großen Augen an. Wirklich? Bist du da sicher?

Visuelle Informationen helfen unserer Erinnerung auf die Sprünge. Wir sehen den roten Ball, mit dem wir als Kind gespielt haben, auf einem Foto – und schon startet ein Super-8-Film vor unserem geistigen Auge: ein sonniger Tag, die Geburtstagsparty im Garten, ein Tritt gegen den Ball, er fliegt im hohen Bogen über den Tisch, klatscht mitten in die Torte, großes Geschrei. Damals ein kleiner Schock, heute eine amüsante Erinnerung.

Stöbern Sie auch so gerne in Familienfotos? Ich habe Ihnen eine kleine Auswahl meiner Lieblingsbilder zusammengestellt. Jedes Bild weckt bei mir ein paar wunderschöne Erinnerungen ...

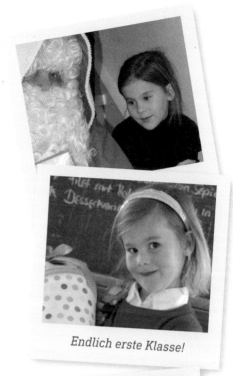

Endlich erste Klasse!

Schmeckte aber trotzdem gut ...

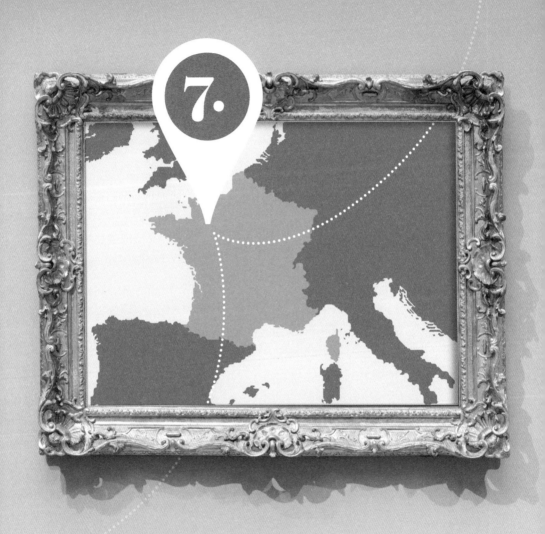

Wie Claude Monet die Welt sah

Machen wir einen Abstecher in die Welt der Kunst. Maler zeigen uns die Welt mit ihren Augen. Was aber, wenn ihre Sehkraft schwindet? Die folgende Geschichte zeigt das eindrücklich ...

Claude Monet (1840 bis 1926) war einer der großen Maler des Impressionismus. Er liebte die Natur. Seine Bilder zeigen sie in sanften, natürlichen Farben.

Immer wieder malte er Motive aus seinem wunderbaren Garten in Giverny in der Normandie. Die weißen Seerosen, die japanische Brücke über den Teich, die üppige Pracht aus Blumen, Bäumen und Sträuchern vorm Haus und entlang der Wege. Viel Sonnenlicht, Spiegelungen im Wasser, hier und da ein Flecken blauer Himmel mit Wolken. In der Zeit von 1885 bis 1899 malte er die kleine Brücke mehrmals. Stets mit viel Grün.

Zwei Jahrzehnte später bannte er sie erneut auf Leinwand. Doch der Unterschied verblüfft. Die Brücke: kaum zu erkennen, nur noch ein abstrakter Bogen. Die Farben: gelb und braun. Der Pinsel-strich, der Stil: viel gröber jetzt, fast schon expressionistisch. Wo waren sie hin, die sichere Hand und der feine Sinn für Licht, Farbe, Stimmung und Form?

Ein künstlerischer Wandel, so könnte man vermuten. Doch bei aller Fortentwicklung seines Stils scheint eines den malerischen Ausdruck von Monet weitaus stärker beeinflusst zu haben: der Graue Star und ein dadurch abnehmendes Sehvermögen.

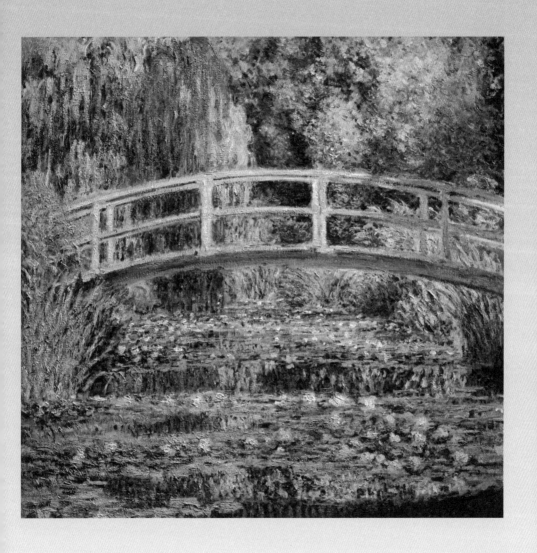

Monet selbst soll die Erkrankung seiner Augen mit knapp 70 Jahren aufgefallen sein. Das Licht draußen in der Natur blendete ihn, das Malen fiel ihm schwerer. Menschen, die an einem Katarakt leiden (so heißt der Graue Star in der Augenmedizin), nehmen Kontraste und Details meist deutlich schlechter wahr. Mit 72 stellte ein Augenarzt dann einen beidseitigen Katarakt fest. Auf dem rechten Auge war er besonders schlimm. 1923 ließ Monet sich endlich operieren. Zwei Jahre später erhielt er eine spezielle Brille, mit deren Hilfe er fast wieder so sehen und malen konnte wie früher. Doch da war er bereits ein alter Mann, 1926 starb er.

Die vergilbten Augenlinsen, die zur Farbenblindheit führten, das unscharfe Sehen, das die Konturen verschwimmen ließ, all das könnte erklären, warum Monet mit zunehmendem Alter so anders malte als zuvor. 2008 gab es in Paris im Musée Marmottan Monet sogar eine Ausstellung, die den Zusammenhang von Augenkrankheit und Malerei des berühmten Künstlers zum Thema hatte.

Mich beeindruckt und bewegt das Schicksal von Monet. Wie wir die Welt erleben und sie künstlerisch interpretieren, das ist zu einem nicht geringen Teil eine Frage des Sehens. Seien wir dankbar für jeden Tag, an dem unsere Augen uns mit reichen Eindrücken beschenken.

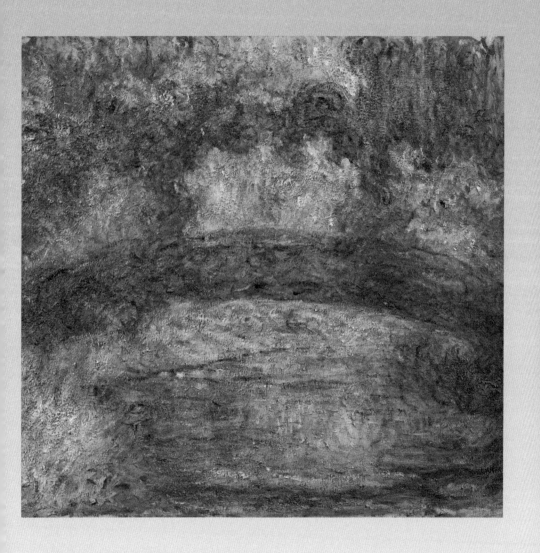

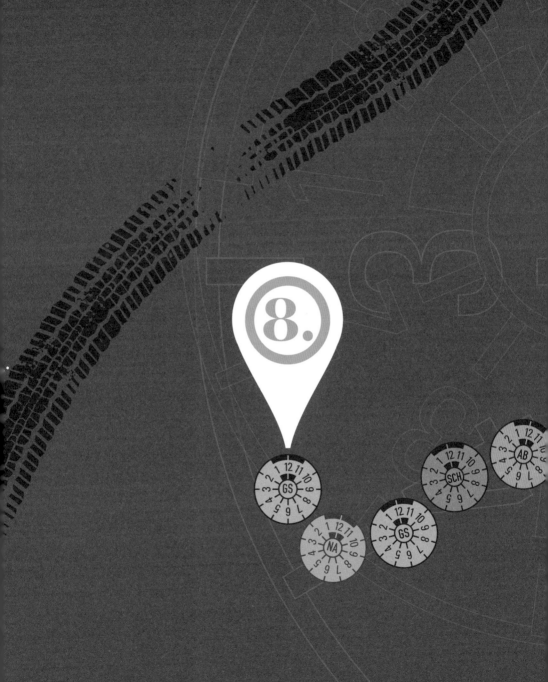

Augen-TÜV

nicht vergessen

Kehren wir zurück aus dem Frankreich des letzten Jahrhunderts in die Jetztzeit. Die moderne Augenmedizin hätte Monet viel effektiver helfen können. Und auch Ihre Augengesundheit profitiert von regelmäßigen Checks.

Als Optiker werde ich täglich mit Fragen rund ums gesunde Sehen konfrontiert. Dabei merke ich immer wieder, wie groß die Unsicherheit ist, für welche Aspekte der Augengesundheit der Optiker zuständig ist – und für welche der Augenarzt. Sehr oft meinen meine Kundinnen und Kunden, dass ein Gang zum Optiker ausreichen würde. Ein Blick auf Hornhaut und Pupillen, Sehstärke ermitteln, das war's. Aber viele mögliche Erkrankungen des Auges lassen sich nicht so einfach erkennen. Da braucht es schon das Instrumentarium und die Fachkompetenz eines Arztes.

Unsere Augen sollten uns so wichtig sein, dass wir sie regelmäßig checken lassen. Das Auto bringen wir ja auch zum Werkstatt-Check oder zum TÜV. Die folgenden Augenprobleme und -erkrankungen stehen beim Augen-TÜV im Fokus.

GRAUEN STAR VERSTEHEN

Eine sehr häufige Erkrankung des Auges.
Man schätzt, dass weltweit die Hälfte aller
Menschen über 70 Jahren an ihr leidet. So
wie einst Claude Monet. Beim Grauen Star,
auch Katarakt genannt, trüben sich die Augenlinsen nach und
nach ein. Die Sicht verschlechtert sich dadurch stetig, man
schaut wie durch einen Schleier. Farben erscheinen blasser,
das Auge wird blendempfindlicher. Die genannten Beeinträchti-
gungen entwickeln sich schleichend und werden deshalb häufig
erst dann erkannt, wenn die Erkrankung schon weiter fortge-
schritten ist. Heilen kann man die getrübten Linsen nicht. Sie
werden durch künstliche Linsen ersetzt, die wieder ein pro-
blemfreies Sehen ermöglichen. Die Akkommodation, also die
Fähigkeit, auf unterschiedliche Entfernungen einzustellen, kann
die Kunstlinse nicht ersetzen. Im Alter sind wir aber längst
daran gewöhnt, eine Nahkomfort-, Gleitsicht- oder Lesebrille
zu tragen. Schließlich verliert das Auge bereits im mittleren
Alter merklich an Akkommodationskraft. Falls nach der Star-
Operation eine höhere Blendungsempfindlichkeit auftritt, kann
diese durch Filtergläser behoben werden.

Den aktuellen Zustand der Augenlinsen kann ein Augenarzt am
besten beurteilen. Da der Graue Star in den meisten Fällen im
Alter auftritt, sollte man spätestens ab Mitte 40 seine Augen
regelmäßig untersuchen lassen.

Dank künstlicher Linse besser sehen

Bei der Operation des Grauen Stars ersetzt man die natürlichen durch künstliche Linsen. In manchen Fällen klagen die Patienten danach über eine stärkere Blendungsempfindlichkeit. Die künstliche Linse schützt auch nicht so gut vor UV-Strahlung wie die natürliche Linse. Der sogenannte Gelbe Fleck, das Sehschärfezentrum der Netzhaut, das auch für das Farbsehen zuständig ist, kann dadurch auf Dauer leiden. Die Lösung sind Sonnengläser, die blendfreies, farbenprächtiges Sehen ermöglichen und das Auge vor UV-Licht schützen. Beim Optiker finden Sie eine große Auswahl an Modellen.

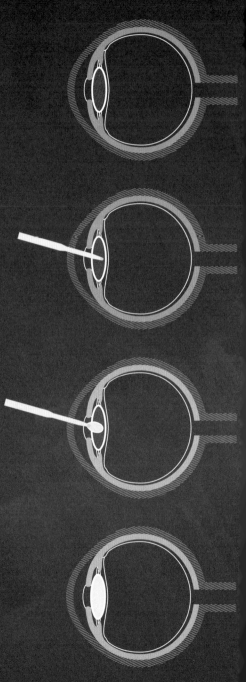

NETZHAUTABLÖSUNG ERKENNEN

Eine Netzhautablösung kann sich durch verschiedene Symptome ankündigen. Ausgangspunkt ist fast immer ein Einriss der Netzhaut. Man bemerkt plötzlich Lichtblitze oder Lichtkränze im Sichtfeld. Oder kleine schwarze Punkte fliegen scheinbar vorm Auge herum. Oder das Gesichtsfeld ist an einer Stelle verdunkelt oder verschattet. Individuell können diese Beschwerden sehr unterschiedlich ausfallen. In jedem Fall sollte man sofort einen Augenarzt konsultieren. Er untersucht den Augenhintergrund auf mögliche Beschädigungen der Netzhaut. Bei kleineren Rissen oder Löchern, ohne Ablösung, ist noch eine Laserbehandlung möglich. Hat sich die Netzhaut bereits abgelöst, muss operiert werden. Wer stark kurzsichtig ist, hat ein höheres Risiko, dass sich die Netzhaut ablöst, da sie durch den Langbau des Auges einer sehr starken Belastung ausgesetzt ist.

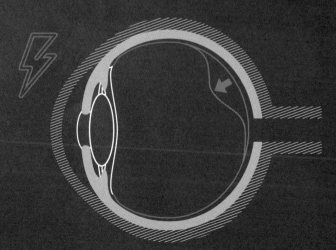

Amsler-Gitter-Test machen

Dies ist ein kleiner Selbsttest. Auch der Augenarzt arbeitet mit dem Amsler-Gitter für einen groben ersten Check, ob das Sehschärfezentrum der Netzhaut beeinträchtigt ist.

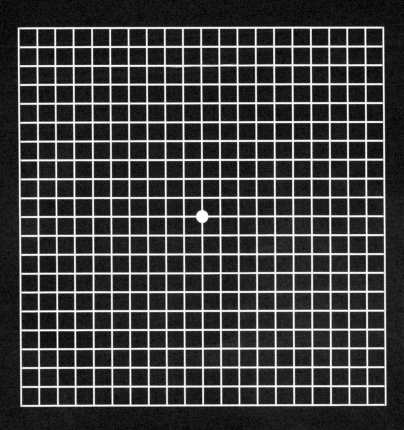

So gehen Sie vor:

1.) Halten Sie das Test-Gitter vor sich (ca. 40 cm Abstand).

2.) Behalten Sie Ihre Brille auf (Kontaktlinsen ebenfalls im Auge lassen).

3.) Decken Sie das linke Auge ab (nicht zusammenkneifen!) und blicken Sie mit dem rechten Auge auf den Punkt in der Mitte des Gitters.

4.) Nach 10 bis 15 Sekunden wechseln Sie zum anderen Auge und wiederholen den Test.

Werten Sie Ihre Beobachtungen aus:

- Waren die Linien gerade oder verschwommen bzw. leicht bis stark verzerrt?

- Hatten alle Quadrate die gleiche Größe?

- Konnten Sie alle vier Ecken klar erkennen?

- Konnten Sie den Punkt in der Mitte klar erkennen oder war die Mitte des Quadrats verwirbelt?

Falls Sie das Gitter also auf irgendeine Weise verzerrt, verschwommen oder anderweitig verändert wahrgenommen haben, sollten Sie einen Augenarzt aufsuchen und ihm Ihre Beobachtungen beschreiben.

GRÜNEN STAR ERKENNEN

Der Grüne Star, auch Glaukom genannt, hat seinen Namen aus dem Griechischen. Glaukos heißt grün. Den alten Griechen erschien das erblindete Auge nämlich grün.

Das Glaukom gehört zu den am weitesten verbreiteten Augenerkrankungen. Man schätzt, dass rund 800.000 Menschen in Deutschland an ihm leiden, die meisten von ihnen sind über 60 Jahre alt.

Das Hauptsymptom des Grünen Stars ist ein erhöhter Augeninnendruck. Er führt im Laufe der Zeit zu einer Aushöhlung des Sehnervs und damit zu einem schleichenden Verlust der Sehfähigkeit. Das Gesichtsfeld – also das, was wir neben dem Fixationsobjekt wahrnehmen – schrumpft immer weiter. Am Ende dieser verhängnisvollen Entwicklung steht das Erblinden.

In vielen Fällen wird die Erkrankung zu spät erkannt. Für die Früherkennung empfiehlt sich das regelmäßige Messen des Innendrucks des Auges beim Augenarzt oder Optiker. Doch das ist nicht alles, was man tun kann. Auch weitere Indikatoren sollte man untersuchen lassen: den Zustand des Sehnervenkopfs (Papille) und die Dicke der Netzhaut.

Wie lässt sich der Grüne Star behandeln? Es gibt mittlerweile sehr wirksame Augentropfen, die helfen, den Augeninnendruck zu senken. So lässt sich eine weitere Schädigung des Sehnervs effektiv stoppen oder zumindest verzögern.

Am wichtigsten ist, dass die Erkrankung möglichst früh erkannt wird! Ein guter Augenarzt oder Optiker weist seine Patienten bzw. Kunden auf das Risiko eines Grünen Stars hin und schlägt geeignete Untersuchungswege vor.

Noch eine Anmerkung: Unter bestimmten Bedingungen kann ein akutes Glaukom auftreten, das starke Schmerzen verursacht und sofort operativ behandelt werden muss. Gerade hochgradig weitsichtige Menschen sind hier gefährdet. Ihre Augen sind zu kurz gebaut und weisen eine flache Augenvorderkammer auf. Mit zunehmendem Alter nimmt das Volumen der Augenlinse zu und flacht die Vorderkammer weiter ab. In Stresssituationen, bei denen sich die Pupille erweitert, kann das zu einem Blockieren des Kammerwasserabflusses führen. Der Augeninnendruck steigt binnen kürzester Zeit drastisch an! Die Schmerzen sind enorm, der Notfall ist da.

SCHIELEN FRÜHZEITIG BEHANDELN

Wir nehmen die Umwelt ständig mit zwei Kameras aus unterschiedlichen Winkeln auf. Das linke Auge sieht ein anderes Bild als das rechte Auge. Unser Gehirn schafft es, die zwei differenten Bilder zu einem Bild mit räumlicher Dimension zu formen. Dieses dreidimensionale Sehen ist nur mit zwei Augen möglich. Es versetzt uns in die Lage, Tiefe, Entfernungen und Geschwindigkeiten abzuschätzen. Beim Blick in die Ferne stehen die Sehachsen beider Augen nahezu parallel. Betrachten wir aber etwas in der Nähe, so müssen die Augen nach innen gerichtet werden – sie konvergieren. Das Zusammenwirken von Nah- und Fernsehen ist eine erstaunlich exakte Leistung des Gehirns, welches den Ziliarmuskel und die beiden Innenwender der Augen genau koordiniert.

Es gibt aber auch Störungen des beidäugigen Zusammenspiels: Die Blickrichtung der Augen ist nicht auf das gleiche Objekt gerichtet, das nennen wir Schielen. Wenn das Schielen plötzlich auftritt, liegt fast immer eine Schädigung eines Hirnnerven zugrunde, sei es durch Verletzung, Blutung oder Gehirntumor.

Ganz anders sieht die Situation aus, wenn das Schielen, meistens bei weitsichtigen Kindern, in der frühen Kindheit auftritt. In diesen Fällen hat das Gehirn einen besonderen Trick parat: Es unterdrückt das Bild des schielenden Auges und verhindert dadurch Doppelbilder. Das kann aber ernsthafte Konsequenzen haben. Denn die

Funktion der zentralen Netzhaut ist beim Kleinkind noch nicht voll ausgebildet – wenn das Schielauge nicht am Sehakt teilnimmt, bleibt die weitere Entwicklung der zentralen Netzhautfunktion aus. Es entwickelt sich aufgrund von Nichtübung eine sogenannte Amblyopie: eine funktionelle Schwachsichtigkeit trotz organisch gesundem Auge. Amblyope Augen haben oft nur ein Sehvermögen von zehn Prozent.

Die Schwachsichtigkeit ist umso gravierender, je früher das Schielen auftritt. Zum Glück gibt es eine einfache und sehr wirkungsvolle Möglichkeit der Therapie: Man muss das schielende Auge zwingen, seine Ruhigstellung aufzugeben und das Sehen zu üben. Das geschieht, indem man das nicht schielende Auge mit einem Okklusionspflaster verklebt. Das Schielauge muss nun die Führung übernehmen und das Sehen üben.

Sicher haben Sie schon einmal Kinder gesehen, die ein solches Pflaster über dem Auge tragen. Durch die erzwungene Sehübung steigt das Sehvermögen am Schielauge langsam an. Dieser Prozess kann je nach Alter des Kindes Wochen, Monate oder sogar einige Jahre dauern. Bei einer zu spät einsetzenden Therapie ist oft nur noch eine geringe Besserung zu erwarten. Mit Eintritt ins Schulalter ist der Wettlauf mit der Zeit endgültig verloren. Eltern mit Kleinkindern sollten deshalb besonders achtsam sein und den Augenarzt aufsuchen, wenn sie ein Schielen des Kindes bemerken. Gerade bei einem kleinen Schielwinkel, von Laien gern als Silberblick verharmlost, wird oft immer noch zu spät oder gar nicht gehandelt.

AUGENBEWEGLICHKEIT TESTEN

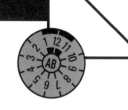

Es gibt Kinder und Erwachsene, die richtig gut sehen können – und dennoch Probleme mit ihren Augen haben. Sie haben das Zusammenspiel beider Augen nicht richtig gelernt. Kinder haben oft eine Leseschwäche und können sich schlecht konzentrieren. Erwachsene klagen häufig über Kopfschmerzen und Erschöpfung nach einem langen Arbeitstag am Bildschirm. Diese Symptome verschwinden nicht einfach mit der passenden Brille. Hier muss das Sehen neu erlernt werden. Das beidäugige Sehen zu lernen ist ein komplexer Prozess, der eigentlich mit dem zwölften Lebensjahr abgeschlossen ist. Bei manchen Menschen aber ist in der Entwicklung ein Schritt ausgelassen worden, was Störungen des beidäugigen Sehens zur Folge hat.

Ein Beispiel hierzu: Wenn ein Kleinkind krabbelt, lernt es, Bauklötze und andere Gegenstände in seinem Gesichtsfeld zu fixieren. Einige Kinder überspringen aber die Krabbelphase und lernen gleich das Laufen. Beim Laufen können sie aber oft die Fixation nicht so gut halten. Mangelnde Übung im Fixieren macht ihnen später das Lesen anstrengend. Auch das Abschreiben von der Schultafel, das Umschalten von der Ferne in die Nähe und das Scharfstellen bereitet ihnen Schwierigkeiten und kostet sie viel Energie. Später fallen sie auf, wenn sie die erste übergangslose Brille bekommen und Probleme mit der Einstellung äußern. Oder nach einer Operation am Grauen Star über Doppelbilder klagen. In all diesen Fällen ist das Binokularsehen eingeschränkt.

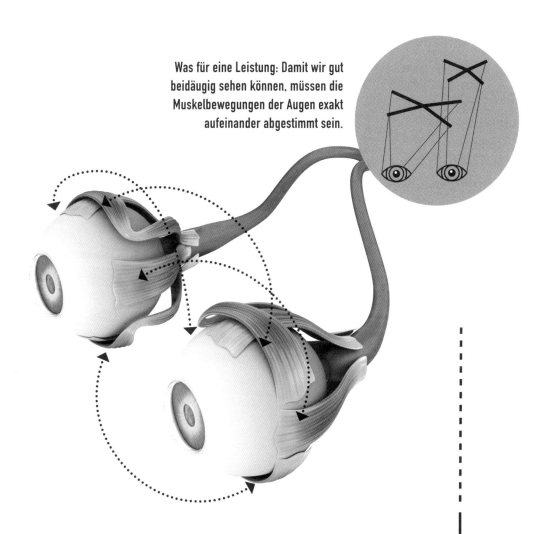

Was für eine Leistung: Damit wir gut beidäugig sehen können, müssen die Muskelbewegungen der Augen exakt aufeinander abgestimmt sein.

Beim Optometristen, beim Augenoptiker und beim Augenarzt können Sie die beidäugige Funktion Ihrer Augen überprüfen lassen. Diese Experten empfehlen Ihnen auch hilfreiche Übungen.

SEHKORREKTUR DURCH KONTAKTLINSEN

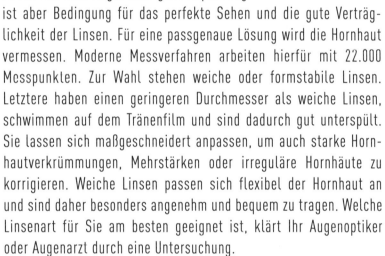

Kontaktlinsen korrigieren die Sehschwäche direkt auf dem Auge. Eine gute Anpassung ist aber Bedingung für das perfekte Sehen und die gute Verträglichkeit der Linsen. Für eine passgenaue Lösung wird die Hornhaut vermessen. Moderne Messverfahren arbeiten hierfür mit 22.000 Messpunkten. Zur Wahl stehen weiche oder formstabile Linsen. Letztere haben einen geringeren Durchmesser als weiche Linsen, schwimmen auf dem Tränenfilm und sind dadurch gut unterspült. Sie lassen sich maßgeschneidert anpassen, um auch starke Hornhautverkrümmungen, Mehrstärken oder irreguläre Hornhäute zu korrigieren. Weiche Linsen passen sich flexibel der Hornhaut an und sind daher besonders angenehm und bequem zu tragen. Welche Linsenart für Sie am besten geeignet ist, klärt Ihr Augenoptiker oder Augenarzt durch eine Untersuchung.

Eine gründliche Augenanalyse ist die Basis für die Kontaktlinsenanpassung: Wie steht es um Ihren Tränenfilm? Je nach Zustand des Tränenfilms empfehlen sich unterschiedliche Linsenmaterialien. Auch die Beweglichkeit der Linsen ist wichtig, um eine gute Verträglichkeit zu gewährleisten. Für den Linsenkauf sollten Sie also etwas Zeit einplanen, um sich ausreichend beraten zu lassen. Beim Onlinekauf sollten Sie beachten, dass es nicht reicht, Linsen in der richtigen Stärke zu bestellen. Weitere Parameter wie Material,

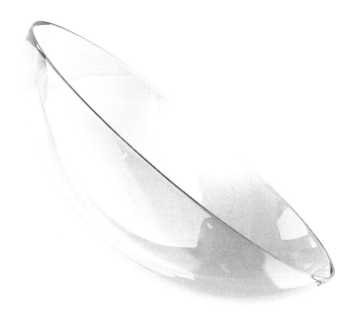

Durchmesser und Sauerstoffdurchlässigkeit sind entscheidend dafür, ob Sie die Linsen auf Dauer gut tragen und vertragen können.

Mittlerweile schicken Ihnen viele Optiker und Anpassungsinstitute die Linsen bequem nach Hause, eine gründliche Anpassung vor Ort natürlich vorausgesetzt. Auf Wunsch erhalten Sie regelmäßig Einladungen zum Augen-Check und eine SMS, wenn der Linsenwechsel ansteht. Diese Kontrollen sind bei weichen und bei hartflexiblen Kontaktlinsen besonders wichtig, da sich auf ihrer Oberfläche Eiweiße ablagern können, die eine sekundäre Bakterienansiedlung ermöglichen.

Übrigens eignen sich Kontaktlinsen auch als Alternative zur Gleitsichtbrille: Multifokal- oder Gleitsichtlinsen bieten exakt die Unterstützung, die Sie von einer Gleitsichtbrille kennen.

KURZSICHTIGKEIT KORRIGIEREN

Kurzsichtigkeit, auch Myopie genannt, breitet sich im digitalen Zeitalter rasant aus. Vor allem Kinder und Jugendliche sind betroffen. Wir schauen eben heute immer weniger in die Ferne und immer mehr auf digitale Geräte in geringem Sehabstand. Daher suchen immer mehr Experten eine Lösung, um eine ansteigende Kurzsichtigkeit aufzuhalten. Besonders wenn Sie stark kurzsichtig sind und Sorge haben, dass die Kurzsichtigkeit Ihres Kindes auch immer weiter ansteigt – genau wie bei Ihnen damals – dann gibt es interessante Innovationen.

In Deutschland sind sie bislang wenig bekannt und gebräuchlich, in Asien und den USA aber bereits häufig im Einsatz: Orthokeratologie-Linsen, kurz Ortho-K-Linsen. Mit ihnen ist es möglich, Kurzsichtigkeit quasi im Schlaf zu korrigieren. Dauerhaft ist diese Korrektur aber nicht. Nur bei täglicher Anwendung hält die Wirkung an. Getragen werden die Ortho-K-Linsen nachts. Ihr spezieller Schliff modelliert die Hornhaut, die Brechung ändert sich und dadurch kann man wieder besser sehen.

Wie das funktioniert? Zwischen der Kontaktlinsenrückfläche und der Hornhautvorderfläche entsteht durch die Tränenflüssigkeit

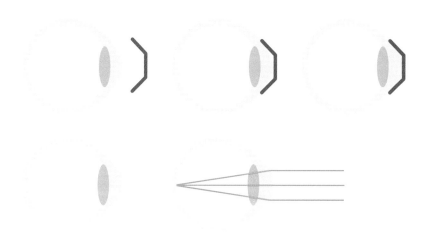

eine Adhäsionskraft, die für eine Änderung der Hornhaut sorgt. Die Kontaktlinse ist steifer als die Hornhaut, daher gleicht sich die Form der Hornhaut während der Tragezeit an die Rückfläche der Kontaktlinse an.

Bei Kindern und Jugendlichen ist der Effekt sogar ausgeprägter, weil die Hornhaut noch elastischer ist. Studien zufolge verlangsamt sich das Wachstum des Augapfels bei ihnen, wenn sie nachts die Speziallinsen tragen. Bedingung ist, dass möglichst schon im frühen Kindesalter mit dem Tragen der Linsen begonnen wird.

Die Sehkorrektur durch Ortho-K-Linsen bevorzugen Kunden, die tagsüber keine Kontaktlinsen tragen wollen. Oftmals handelt es sich um Sportler, Schauspieler, Feuerwehrleute oder Polizisten. Auch für Menschen, die aufgrund eines schlechten Tränenfilms keine Linsen tragen können, eignen sich Ortho-K-Linsen. Bis zu einer Stärke von -4,75 Dioptrien (Cyl. -0,75) ist eine Sehkorrektur mit ihnen möglich.

Wie bei anderen Kontaktlinsen auch sind eine professionelle Anpassung, die richtige Pflege und regelmäßige Kontrollen wichtige Punkte. Am besten informieren Sie sich bei Optikern oder Augenärzten, die Ortho-K-Linsen anbieten.

Eine weitere Innovation soll bald in Deutschland verfügbar sein: Ein neuartiges Brillenglas zur Myopiekontrolle wurde von der Hoya Vision Care und der Polytechnischen Universität in Hongkong entwickelt. Das Brillenglas mit dem Namen Hoya MiyoSmart ist zurzeit nur vereinzelt im asiatischen Raum erhältlich. Über die zukünftige Verfügbarkeit in Deutschland können Sie sich unter **www.hoyavision.de** nach der Produkteinführung informieren.

ALTERSSICHTIGKEIT VERSTEHEN

Mit Alterssichtigkeit bezeichnen wir die abnehmende Akkommodationsfähigkeit des Auges. Sprich: Das Auge kann nicht mehr so gut und schnell scharf stellen wie früher. Das ist eine natürliche Entwicklung, die bei jedem Menschen einsetzt – ab 39 geht es los. Bemerkt wird sie aber meist erst Jahre später, oftmals beim Lesen. Der Leseabstand, wenn wir in die Zeitung oder aufs Handy schauen, erhöht sich. Mal zum Vergleich: Ein zehnjähriges Kind kann Dinge scharf sehen, die gerade mal sieben Zentimeter vom Auge entfernt sind. Im Alter von 40 Jahren muss derselbe Mensch den Gegenstand schon mindestens 20 Zentimeter entfernt halten, um ihn scharf sehen zu können. Ab Mitte 50 sind sehr lange Arme gefragt – rund einen Meter beträgt der nötige Abstand dann. Irgendwann Mitte 40, Anfang 50 hilft Ihnen eine Entspannungsbrille. Für Kurz- oder Weitsichtige empfiehlt sich eine Smartphone-, Raum-, Wellness- oder Gleitsichtbrille, die komfortables Sehen im Fern-, Mittel- und Nahbereich erlaubt.

ASTIGMATISMUS AUSGLEICHEN

Bei Kurz- oder Weitsichtigkeit ist der Augapfel zu lang oder zu kurz. Eine zusätzliche Beeinträchtigung des Sehens kann auftreten, wenn die Hornhaut nicht gleichmäßig geformt ist. Man spricht dann von einer Hornhautverkrümmung. Einen geringen sogenannten Astigmatismus haben fast alle Menschen. Aber nur wenn die Verkrümmung stärker ausfällt, verschlechtert sich auch das Sehen merklich.

Korrigiert wird Astigmatismus durch entsprechend geschliffene Brillengläser. Solche torischen Gläser gleichen den Sehfehler aus. Auch torische Kontaktlinsen sind erhältlich.

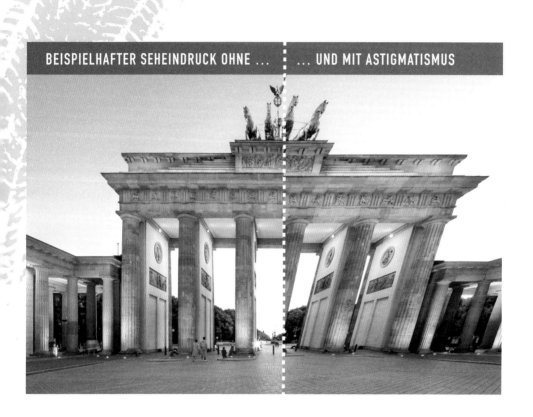

BEISPIELHAFTER SEHEINDRUCK OHNE ... ... UND MIT ASTIGMATISMUS

DAS INDIVIDUELLE
AUGENPROFIL BEACHTEN

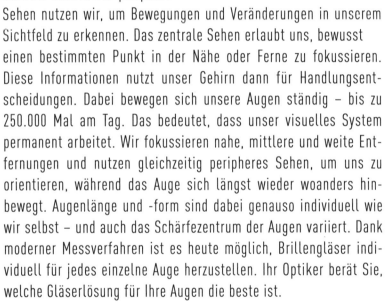

Beim Sehen wirken zwei verschiedene Seh-
systeme zusammen: das periphere und das
zentrale Sehen. Das periphere
Sehen nutzen wir, um Bewegungen und Veränderungen in unsrem
Sichtfeld zu erkennen. Das zentrale Sehen erlaubt uns, bewusst
einen bestimmten Punkt in der Nähe oder Ferne zu fokussieren.
Diese Informationen nutzt unser Gehirn dann für Handlungsent-
scheidungen. Dabei bewegen sich unsere Augen ständig – bis zu
250.000 Mal am Tag. Das bedeutet, dass unser visuelles System
permanent arbeitet. Wir fokussieren nahe, mittlere und weite Entfernungen und nutzen gleichzeitig peripheres Sehen, um uns zu
orientieren, während das Auge sich längst wieder woanders hin-
bewegt. Augenlänge und -form sind dabei genauso individuell wie
wir selbst – und auch das Schärfezentrum der Augen variiert. Dank
moderner Messverfahren ist es heute möglich, Brillengläser individuell für jedes einzelne Auge herzustellen. Ihr Optiker berät Sie,
welche Gläserlösung für Ihre Augen die beste ist.

Mehr Infos unter www.bit.ly/39Wf3Dd

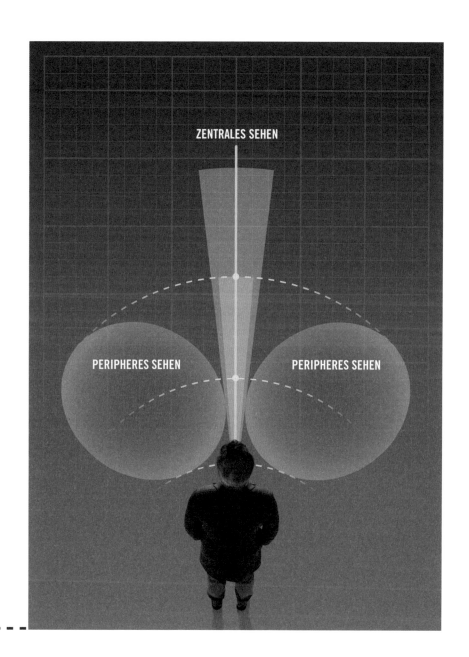

ZENTRALES SEHEN

PERIPHERES SEHEN

PERIPHERES SEHEN

9.

einer Brille

Wo wir gerade beim Thema gesunde Augen sind:
Auch unsere Brille verdient viel Aufmerksamkeit ...

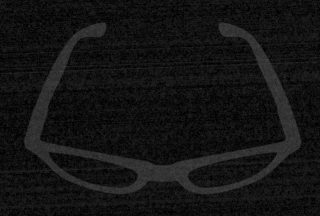

... besonders meine Brille, muss
ich gestehen. Denn sie ist äußerst
emotional, schnell mal beleidigt und
sehr mitteilsam! Ja, meine Brille kann
denken und sprechen. Ein kurzes Pro-
tokoll eines ganz normalen Brillen-Tages,
bitte nicht weitergeben, ist nur für Ihre
Augen bestimmt:

„Strawberry fields forever ...“

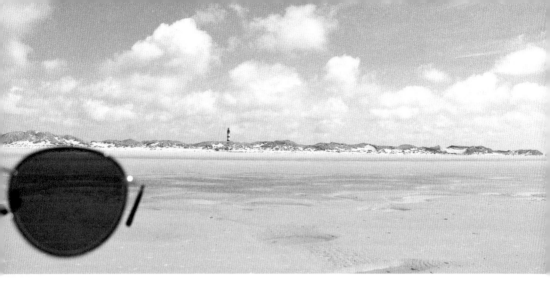

Wie kann man sich denn von John Lennon wecken lassen? Statt Erdbeer-feldern sähe ich viel lieber einen Traumstrand vor mir. Ein paar Sekunden noch, dann greift, nein, tastet seine Hand nach mir.

Wisch mich ja nicht wieder vom Nachttisch! Schon ein paar Mal passiert. Ich bin zwar versichert, aber deswegen nicht gleich wild auf Klippen-springen. OK. Alles glatt gelaufen, ich bin sicher auf seiner Nase gelandet. Auf ins Bad!

Erster Blick in den Spiegel, guten Morgen. Also meine Gläser sind sauber, ich bin gut ausgerichtet, wie immer in Topform. Tja, von nichts kommt nichts. Und er? Nun ja. Für das, was er mit meiner Hilfe im Spiegel sieht, ist er selbst verantwortlich. Werden ja alle nicht jünger. Gut, dass er mich hat. Ich hole da mal locker vier, fünf Jahre für ihn raus.

Frühstück! Ein fröhliches Hallo in die Kleine-Augen-Runde. Ein Blick in die Zeitung, ein kurzes Beschlagen der Gläser (warum muss er den Kaffee immer so heiß trinken?), zwei Toasts mit Marmelade, dann geht's zur Tür hinaus.

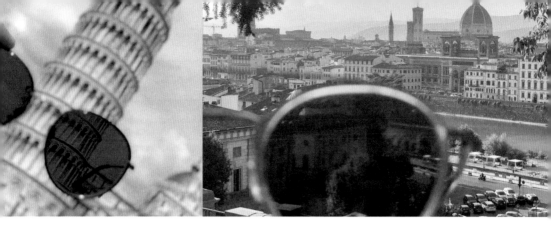

Ein sonniger Morgen, ideal für die Radfahrt zur Arbeit. Während er fleißig strampelt, genieße ich die Aussicht und den Fahrtwind. Hach, wenn das Leben immer so luftig und frei wäre ... Gleich hocken wir nämlich wieder stundenlang in den vier Wänden.

Angekommen! Und als ob ich es nicht geahnt hätte: Er legt mich beiseite und setzt sich wieder diese Arbeitsplatz-PC-Brille auf. Hallo Schwester! Ich übergebe ihn dir entspannt und gut gelaunt.

Und ich? Nun gut, ich entspanne mich auf dem Schreibtisch. An die Decke glotzen kann ja sooo meditativ sein.

Mittagspause, endlich. Ha, jetzt bin doch wieder ich dran. Die PC-Raum-brille kann eben nicht so gut in die Ferne schauen. Wir schlendern über den Markt, der sonnige Tag lockt eine Menge Leute auf die Straße. Sieht doch fast so schön aus wie in Florenz oder Pisa, sagt er gerne. Nun ja, zu sehen gibt es wirklich viel Schönes: Brillen überall! Kleine, große, schlanke, kräftige, runde, kantige, unscheinbare, auffällige, helle, dunkle. Aber wo guckt er denn hin? Das war jetzt aber keine Brille!

Essen beim Italiener. Typisch. Mal wieder ein kleiner Salat und ein Teller Nudeln. Bloß keine Experimente. Ich habe ja italienisches Design in meiner

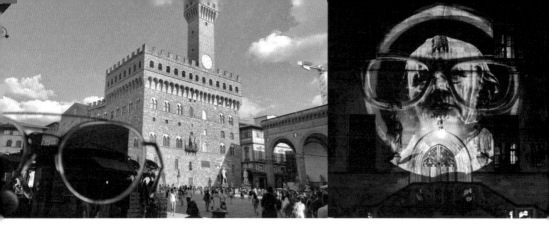

DNA. Ein wenig mehr Extravaganz auch bei der Auswahl der Gerichte käme mir entgegen. Dolce vita, sage ich nur.

Die nächsten Stunden ziehen sich träge hin. Arbeit, Arbeit, Arbeit. Ich könnte mal wieder geputzt werden, aber selbst daran denkt er nicht. Hat er mich mal wieder vergessen?

Feierabend! Es geht nach Hause, zuvor ein kurzer Abstecher in den Supermarkt (er wird doch nicht wieder kochen wollen?). Hallo zusammen! Kinder und Frau scheinen den Tag auch gut überstanden zu haben, wie es aussieht.

Uff! Er stellt sich wirklich in die Küche und kocht! Tränende Augen beim Zwiebelschneiden, beschlagene Gläser, Fettspritzer ... mir bleibt heute wirklich nichts erspart! Ich hätte mich über ein gutes Buch gefreut, meinetwegen auch über einen dieser Fernsehfilme ... Ich beiße die Bügel zusammen und stehe Kochen, Essen, Aufräumen und Spülen wacker durch.

Um 23:47 Uhr ein letzter Blick auf die Uhr. Er wäscht sich – und mich. Dann bettet er mich ins Brillenetui auf dem Nachttisch. Sauber, glänzend und geschafft. Morgen ist ein neuer Tag. Wir sehen uns!

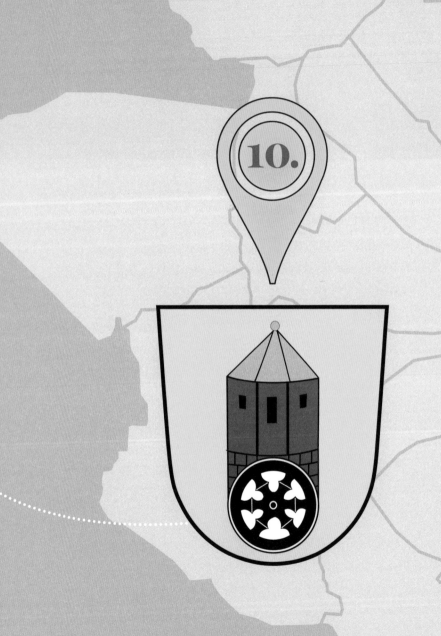

Unser Osnabrück

(echt sehenswert)

Begeben wir uns nun in meine Heimat, das beschauliche Osnabrück. Hier lebe ich mit meiner Familie – und vielen anderen sympathischen Menschen. Einige von diesen habe ich befragt, wie sie ihre Heimatstadt sehen ...

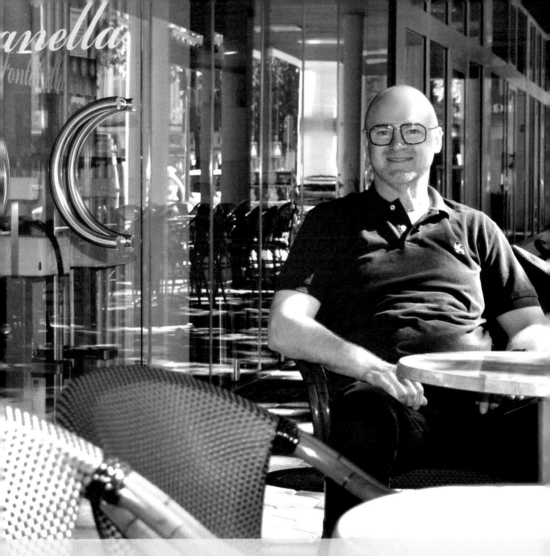

FABIANO FONTANELLA

EISCAFÉ FONTANELLA

„Morgens, nachdem ich Eis gemacht habe, sitze ich gerne an diesem Tisch, lege eine kleine Kaffeepause ein und beobachte, wie die Stadt langsam aufwacht."

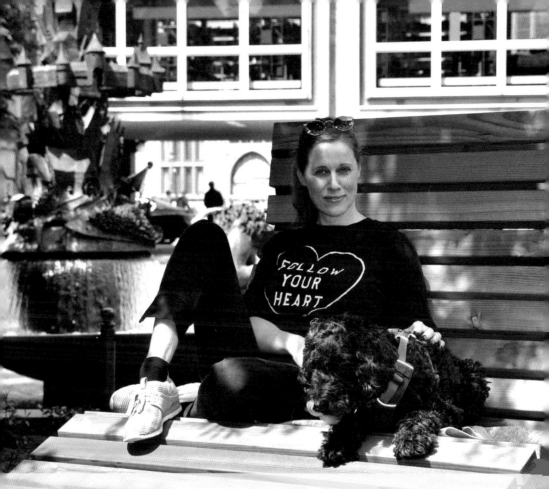

SABINE JOOST

DAS YOGALOFT

„Meine Tage sind gewöhnlich lang. Die erste Stunde beginnt oft um 7 Uhr, und die Tür des Yogalofts schließt sich gegen 22 Uhr. So freue ich mich, wenn ich mittags meine Nase in die Sonne halten kann, gleich um die Ecke auf den Bänken der Stadtbibliothek. Hier finde ich mitten in der Stadt die Möglichkeit zur Auszeit. Liegen, lesen, Mails beantworten, Vitamin D tanken, eine Kugel Eis genießen. Oder einfach mal die Augen schließen und die Dinge, die mich bewegen, neu und anders wahrnehmen."

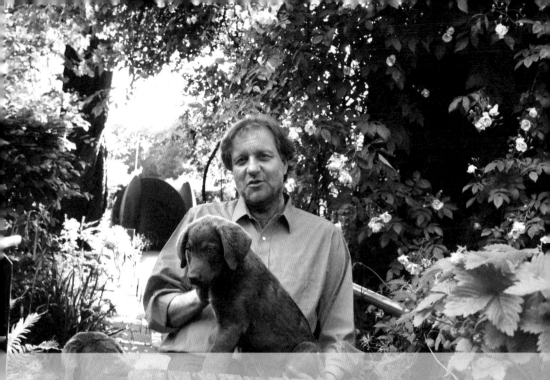

VOLKER-JOHANNES TRIEB

KÜNSTLER

„Mein Lieblingsort ist auf der Brücke. Oder besser gesagt: auf einer der Brücken – es gibt nämlich drei in der Artokratie IKTOMIA. Hier sitze ich also inmitten eines verwunschenen Gartens am Teich und sehe den Karpfen und Stören und Rotfedern zu – ein sehr kontemplativer Anblick. Einen kleinen Tisch habe ich hier stehen und zwei Stühle. Ein Wasserfall rauscht hinter mir, und der Himmel spiegelt sich im Wasser. Es ist ein Ort, an dem meine Gedanken schweifen, an dem mir neue Ideen kommen und der für mich starken Symbolcharakter hat: das Wasser als Element des Lebens. Der Blick nach unten, ins Kleine, der zugleich ein Blick nach oben ist, ins Große: Alles ist eins. Wenn ich hier sitze, verliere ich mich in Gedanken. Und finde mich zugleich. Ein schöner Ort."

WOLFGANG GRIESERT

OBERBÜRGERMEISTER VON OSNABRÜCK

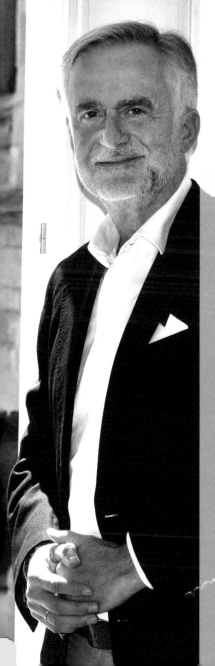

„Der Markt mit dem Rathaus des Westfälischen Friedens, der Stadtwaage, der Marienkirche und den Giebelhäusern ist ein Ort mit Geschichte. Von der Rathaustreppe aus wurde der Westfälische Frieden verkündet. 2015 hat die Europäische Kommission das Rathaus als ‚Stätte des Westfälischen Friedens' als Kulturerbe eingestuft. Für Osnabrück als Friedensstadt ist dieses Prädikat weiterhin Auftrag und Verpflichtung, Dialog und Teilhabe und ein Miteinander der Kulturen und Religionen zu fördern und zu bewahren. Mir persönlich ist es als Oberbürgermeister aber auch ein Vergnügen, auf der Rathaustreppe jedes Jahr am 25. Oktober süße Brezeln an die Steckenpferdreitergruppen zu verteilen. Fast 1.500 Osnabrücker Kinder der vierten Klassen reiten über die Treppe und erinnern damit an den Friedensschluss von 1648.

Wenn ich aus meinem Bürofenster schaue, blicke ich auf unser über 500 Jahre altes Rathaus und den Marktplatz. An vielen Tagen strahlt er Ruhe aus, aber er ist auch ein Ort für Feste und Begegnung. Brautpaare warten nervös auf ihre Trauung und kommen anschließend strahlend aus dem Standesamt in der Stadtwaage. Auf diesem heimischen Platz geht auch der Jahreskreis an mir vorüber. Der erste Höhepunkt ist, wenn der Maibaum aufgestellt wird und die Maiwoche ankündigt, auf der die Osnabrücker und ihre Gäste jedes Jahr so viel Spaß haben und sich an Live-Musik erfreuen. Am Ende des Jahres dreht sich das Karussell auf dem Weihnachtsmarkt unter meinem Fenster und die Menschen trinken Glühwein in der Kälte. Hinzu kommen noch viele weitere Feste, die zum Teil regelmäßig stattfinden und zum Teil einmalig sind, wie zuletzt das Deutsche Musikfest, wo Osnabrück für 150.000 Menschen zur Bühne für Blasmusik wurde."

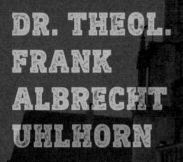

DR. THEOL. FRANK ALBRECHT UHLHORN

PASTOR DER EVANGELISCHEN ST.-MARIEN-GEMEINDE

„Ich habe nicht einen, sondern sogar zwei Lieblingsorte: In der Bibliothek Alte Münze setze ich mich oft im obersten Stock an einen Tisch, schaue auf die Katharinenkirche, vertiefe mich in theologische Literatur oder bereite eine Predigt vor. Und im Paradiso, einer kleinen italienischen Kneipe zwischen Dom und St. Marien, trinke ich gern einen Cappuccino."

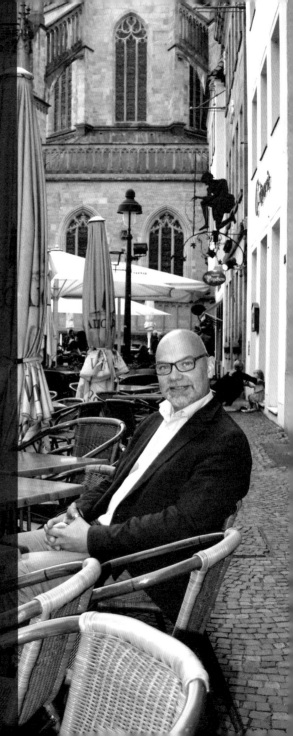

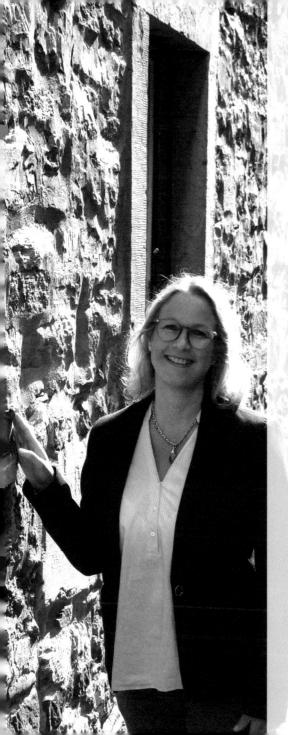

UTA WESTERHOLT

INHABERIN PRELLE SHOP E.K.

„Mit dem Hexengang verbindet sich düstere Geschichte. Sein Name, der sofort rege Bilder vorm geistigen Auge auslöst, stammt wahrscheinlich aus dem 19. Jahrhundert, geht aber auf die Hexenverfolgung im Spätmittelalter in Osnabrück zurück. Frauen, die man für Hexen hielt, wurden in den ebenfalls geheimnisvollen Bucksturm gesperrt, wo sie auf ihren grausamen Prozess warten mussten. Das war meist die Wasserprobe im Fluss Hase. Wer trotz Fesseln oben blieb, galt als Hexe und wurde gefoltert und verbrannt. Der direkte Weg zur Hase führte die Angeklagten mitten durch die Altstadt und eben auch durch jene schmale Gasse. Die hatte aber noch eine andere Bedeutung: Wer damals an der Pest oder einer anderen ansteckenden Krankheit erkrankt war, musste an den kirchlichen Segnungen teilnehmen, durfte die Kirche aber nicht betreten. Stattdessen umkreisten die Kranken den Dom mit einer Klapper, um die Gesunden auf sich aufmerksam zu machen. Der Gang hieß deswegen ursprünglich auch ‚Klapperhagen'. Persönlich verbinde ich mit dem ‚Hexengang' viele Erinnerungen an meine Schulzeit auf dem Carolinum und gleichzeitig wird an diesem geschichtsträchtigen Ort die Historie Osnabrücks deutlich."

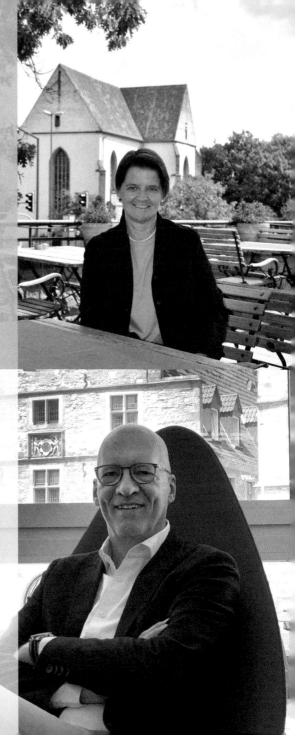

IRA KLUSMANN

DIREKTORIN HOTEL VIENNA HOUSE REMARQUE

„Mein Lieblingsplatz in Osnabrück ist unsere Hotelterrasse, besonders im Frühling und im Herbst. Mit diesem Ort verbinde ich Genuss: mit Freunden zusammensitzen, genießen und loslassen. Ein Gefühl von Leichtigkeit, umgeben von Grün und dennoch mitten in der Stadt zu sein. Viele nette Menschen sehe ich hier, ich habe den Blick in die Stadt hinein, aber auch ins Grüne. All das, was in meinen Augen unser Osnabrück ausmacht."

WOLFGANG BECKERMANN

ERSTER STADTRAT IN OSNABRÜCK

„Einer meiner Lieblingsorte in Osnabrück ist der Markt. An dieser historischen Stelle werden Geschichte und Gegenwart spürbar. Ich mag den Marktplatz besonders gerne ohne Trubel, dann kann man die ganze Schönheit richtig erfassen. Aber er ist eben auch mit unseren vielen Festen immer wieder ein wunderbarer Ort der Begegnung. Von einem der neuen Sessel in der Stadtbibliothek aus genieße ich den Blick auf den Markt."

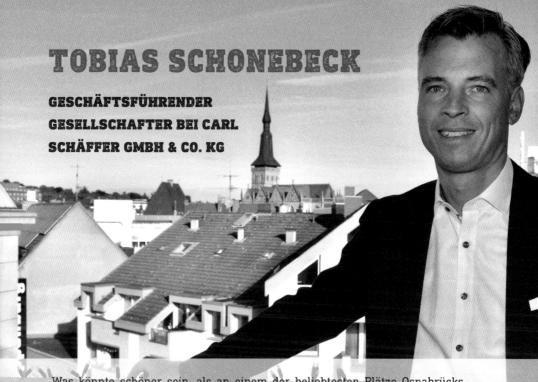

TOBIAS SCHONEBECK

**GESCHÄFTSFÜHRENDER
GESELLSCHAFTER BEI CARL
SCHÄFFER GMBH & CO. KG**

„Was könnte schöner sein, als an einem der beliebtesten Plätze Osnabrücks zu arbeiten? Der Nikolaiort ist Ausgangspunkt für die schönsten Erlebnisse, er verbindet und führt Menschen zusammen, damals wie heute. Kultur, Konsum und Lebensformen mögen sich ändern, doch er hat nie seine Anziehungskraft verloren und verströmt pure Lebensfreude. Hier laufen die Achsen der Stadt zusammen. So verbindet er die malerische historische Altstadt mit der Fußgängerzone. Beschaulichkeit und Konsum liegen dicht beieinander. Der Herrenteichswall als grüne Oase ist ebenso nah wie die Redlingerstraße mit ihrem alternativen Angebot aus Fairtrade, Nachhaltigkeit und Kreativität. Das Herzblut der Inhaber-Boutiquen und Cafés springt förmlich beim Bummeln über. Mir geht es wohl nicht anders als fast jedem Osnabrücker Kind: Die Anziehungskraft des Nikolaiorts lag in Kindertagen vor allem hinter der riesigen Schaufensterscheibe mit den Spielwaren, der fahrenden Eisenbahn und dem großen Tannenbaum. Viele Kindheitsträume sind hier entstanden. Ein Stadtbummel ohne den Nikolaiort war eigentlich kein Stadtbummel. Mittlerweile habe ich die Perspektive gewechselt und sitze vier Etagen über dem Nikolaiort. Der Blick wandert über Theater, Dom und Altstadt hinweg bis zum Piesberg. Das bunte Treiben auf dem Nikolaiort geht in einer ganz anderen Sicht auf und zeigt mir die Vielseitigkeit meiner Heimat."

95

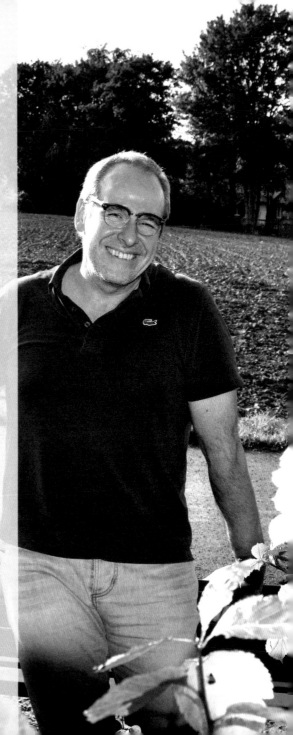

STEPHAN AULKEMEYER

VERTRAGSPARTNER
LEYSIEFFER WAFFELN & EIS

„Vor rund 50 Jahren hat mein Opa nach getaner Arbeit regelmäßig diese Bank aufgesucht. Dabei habe ich ihn manchmal begleitet. Wir haben uns dort über Alltägliches unterhalten und sind dann nach kurzer Zeit ins nahe gelegene Elternhaus zurückgekehrt. Die Bank, die mittlerweile eine andere ist, steht immer noch exakt an derselben Stelle, keine 100 Meter vom heutigen Büdchen am Westerberg entfernt. Der Blick schweift über eine Landschaft, die sich kaum verändert hat. Die damalige Zeit habe ich als unbekümmert und sorgenfrei in Erinnerung. Die Bank fungiert dabei als das Objekt, das diese schönen Erinnerungen, die ich als Heimatgefühl beschreiben würde, in die heutige Zeit transportiert. Heimat hat insofern für mich eine starke geografische Komponente. Ich fühle mich in Osnabrück sehr wohl und speziell mit diesem Stadtteil eng verwurzelt. Unter anderem aus diesem Grund bin ich mit meiner Familie vor einigen Jahren wieder hierhin gezogen."

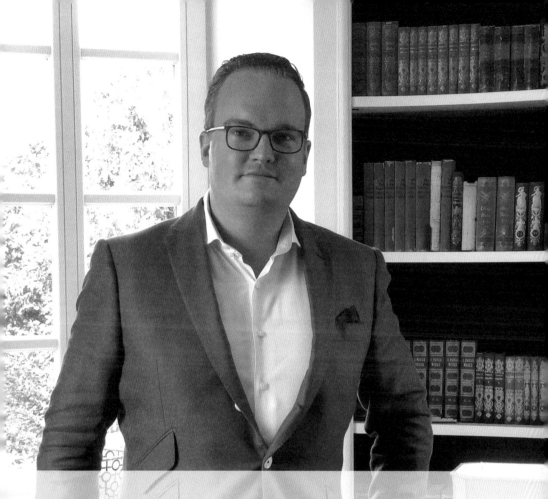

NICOLAS L. FROMM

GESCHÄFTSLEITER DIGITAL BEI NOZ MEDIEN & MHN MEDIEN

„Mein Zuhause ist mein liebster Ort – auf dem Westerberg unweit des schönen Botanischen Gartens. In dem Raum, in dem ich stehe, ist die Lebendigkeit der Sprache zu spüren. Was ich mit ihm verbinde? Meine Kindheit, Tradition, Familienhistorie und ein großes Stück Geschichte. Der Buchdruck revolutionierte unsere Gesellschaft und ihre Bildung. Das Gleiche passiert heute wieder in unserer digitalen Welt."

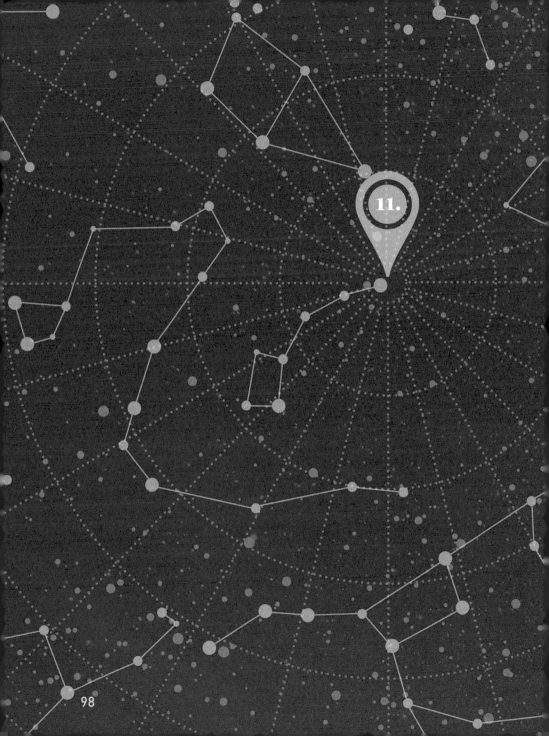

11.

Hinauf zu den Sternen

Von Osnabrück geht es an die Nordsee. Dort leben meine Eltern. Wenn ich sie besuchen fahre, freue ich mich nicht nur auf das Wiedersehen mit zwei geliebten Menschen ...

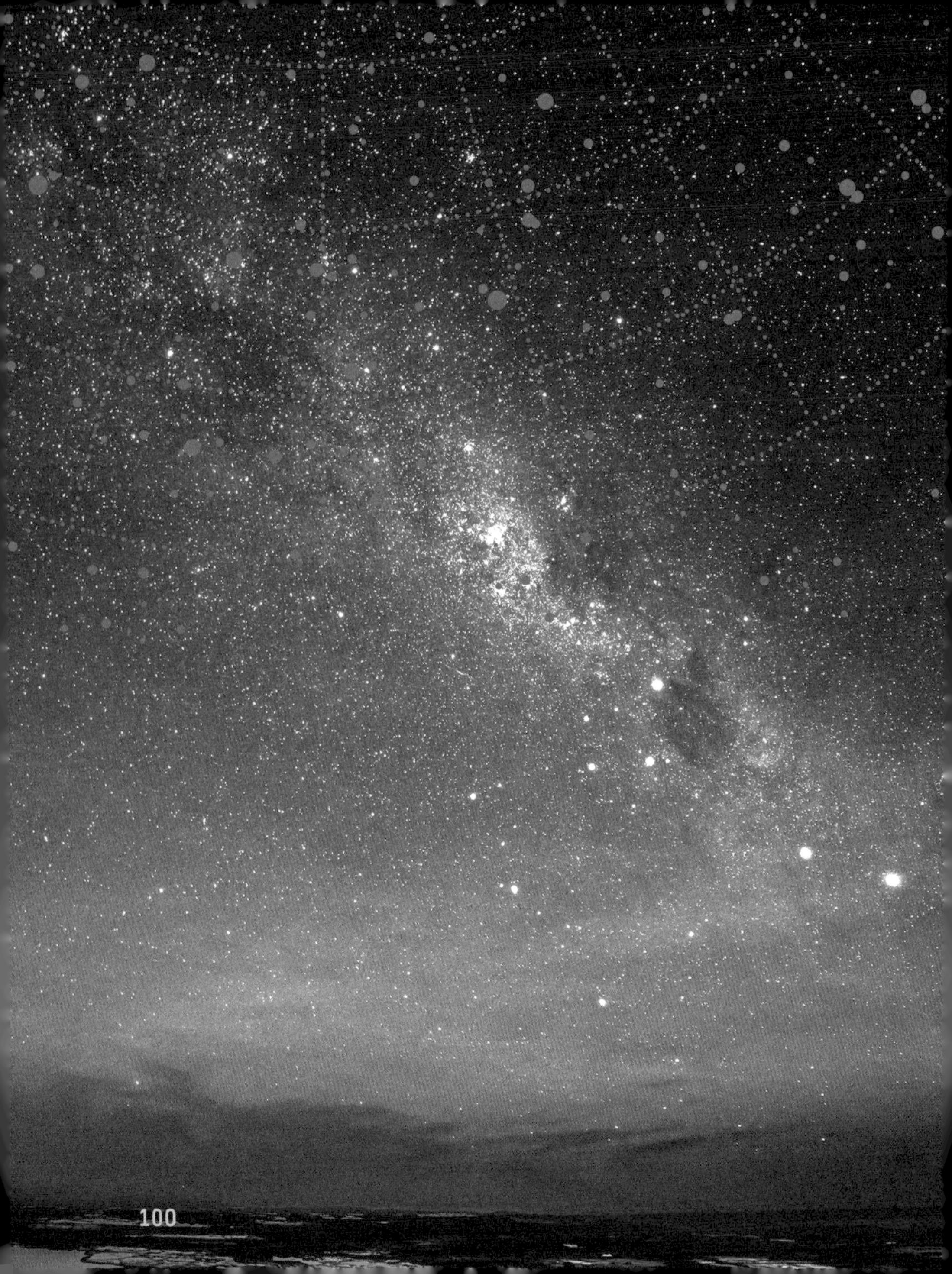

... Amrum – so weit draußen liegt diese Insel, dass es hier absolut dunkel wird. Fast kein Streulicht, die Luftverschmutzung denkbar gering. Beste Bedingungen für Sternegucker. Der Himmel derart mit Sternen übersät, dass ich die bekannten Sternbilder kaum entdecken kann. Dieses Erlebnis prägte sich tief in mein Gedächtnis ein. Dieser Anblick macht mich jedes Mal sprachlos.

Aber auch zu Hause lohnt es sich, die Sterne zu betrachten und dabei ein wenig über die faszinierende Funktionsweise unseres wichtigsten Sinnesorgans zu lernen. Wenn wir zum Beispiel einen blassen Sternhaufen links neben dem Gürtel des Orions fixieren, scheint er zu verschwinden. Schauen wir aber geringfügig nach links oder rechts, ist er wieder da.

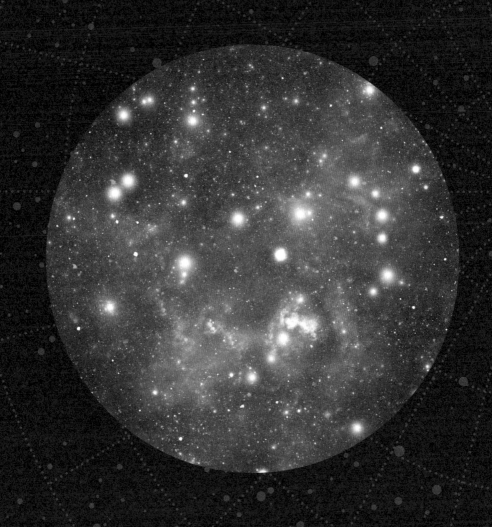

Warum? Dieses Phänomen hängt damit zusammen, dass die Sinneszellen unserer Netzhaut, die Zäpfchen und Stäbchen, unterschiedlich verteilt sind. Fixieren wir den Sternhaufen direkt, wird er im Zentrum der Netzhaut, der Makula, abgebildet. Hier befinden sich die Zapfen, mit denen wir tagsüber scharf sehen. Sie sind aber wenig empfindlich für schwaches Licht. Blicken wir nun etwas zur Seite,

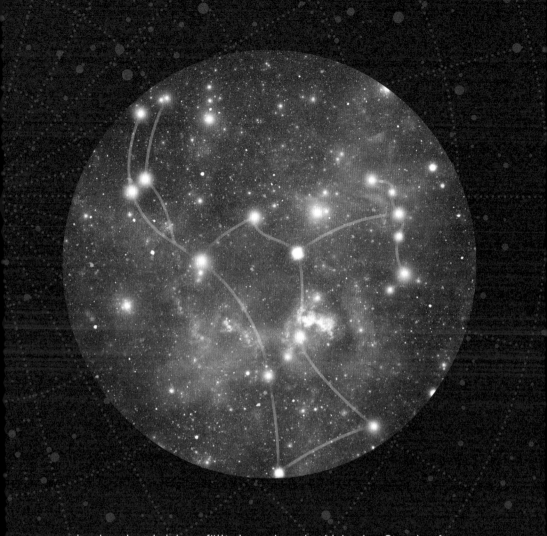

wie oben beschrieben, fällt das schwache Licht des Sternhaufens auf eine periphere Netzhautstelle. Hier dominieren die lichtempfindlicheren Stäbchen. Je länger wir uns im Dunkeln aufhalten, umso besser können wir mit ihnen sehen. Das nennt man Dunkeladaptation. Wann haben Sie das letzte Mal in die Sterne geblickt und über sie gestaunt?

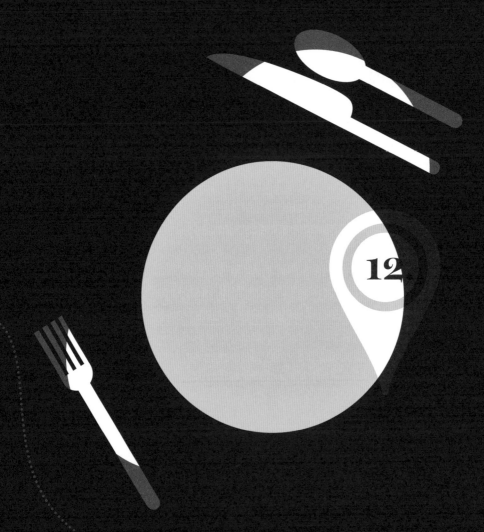

Das Auge
genießt
mit

Proviant ist wichtig auf einer Reise. Das bringt mich auf die Frage: Wie wichtig ist Sehen beim Essen? Zeit für ein paar sehr interessante Experimente ...

Vom Essen im Dunkeln hatte ich schon gehört. Mit verbundenen Augen oder in einem stockfinsteren Raum nimmt man verschiedene Gerichte und Getränke zu sich und ist dann verblüfft, wie sehr doch die fehlenden Sinneseindrücke durch das Auge den Geschmackssinn verwirren können. So etwas wollte ich auch veranstalten. Nun kenne ich zum Glück einen sehr guten Koch, nämlich Thomas Bühner. Er leitete bis 2018 das mit drei Michelin-Sternen ausgezeichnete Restaurant „la vie" in Osnabrück. Thomas war sofort bereit, mir zu helfen. „Ich weiß da aber noch jemand, der mit dabei sein sollte", sagte er. „Guido Ritter. Der ist Professor an der FH Münster und kennt sich mit Lebensmittelsensorik aus wie kaum ein anderer."

LEBENSMITTELSENSORIK – DAS KLANG SPANNEND

An einem Freitagabend im März fanden wir uns in der neuen Kochakademie des Restaurants „IKO" von Tom Elstermeyer ein. Meine Frau und ich, ein paar gute Freunde, und natürlich unsere beiden Zeremonienmeister Thomas Bühner und Prof. Dr. Ritter.

An diesem Abend habe ich eines gelernt: Wenn es um Genuss geht, spielt das Auge einmal nicht die erste Geige. Auge, Nase und Mund sind die drei Sinnesorgane, mit denen wir genießen. Fällt einer dieser Sinne aus, erleben wir nur den halben oder einen mehr oder minder stark verfälschten Genuss.

Das ungewöhnliche Tasting begann mit einem ganz normalen ersten Gang. Dann bekam jeder von uns *drei Gläser mit Wein* serviert. Im ersten Glas war anscheinend Weißwein, im zweiten Rotwein und im dritten Glas war … tja, so ohne Weiteres konnte man die Farbe dieses Weins nicht erkennen, denn das Glas war schwarz. Prof. Ritter bat uns, nicht zu probieren, sondern nur zu riechen. Um unsere Eindrücke zu beschreiben, erhielten wir mehrere Karten

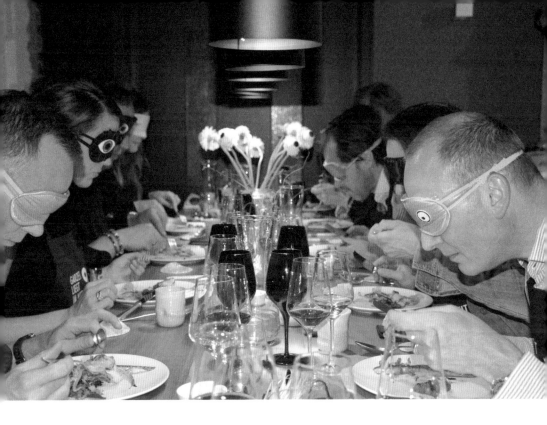

(siehe Abbildung Seite 110 oben links). Welche Aromen nahmen wir wahr? Wie intensiv waren sie?

Ich roch am ersten Glas. Zweifellos ein Weißwein. Ich roch am zweiten Glas. Rotwein, ganz klar. Viel intensiver als der Weißwein. Ich trug meine Eindrücke auf den Karten ein. Beim dritten Glas stutzte ich kurz. Noch intensiver als der Rotwein im zweiten Glas? Das musste ein kräftiger Tropfen sein. Ich machte meine Notizen. So weit, so gut. Die Überraschung

folgte auf dem Fuß. Thomas Bühner und Guido Ritter lüfteten das Geheimnis: In jedem der drei Gläser war der gleiche Weißwein. Mit einem kleinen Spritzer Lebensmittelfarbe hatten sie ihn im zweiten Glas in einen Rotwein verwandelt.

Wir Tester hatten alle recht ähnliche Eindrücke gehabt. Den Weißwein fanden wir weniger intensiv als den vermeintlichen Rotwein. Und beim Wein im schwarzen Glas überschlugen sich unsere Geruchsempfindungen. Verblüffend, wie optische Reize – die intensive rote Farbe und das dunkle Glas – unseren Geruchssinn täuschen konnten.

Der zweite Gang wurde serviert. Zuvor hatten wir uns Schlafmasken aufgesetzt, sodass wir *nichts mehr sehen konnten*. Wir wussten zwar, was serviert wurde, doch das half uns nicht viel weiter. Der Fisch schmeckte eher wie Hühnchen. Und der Chinakohl kam irgendwie überhaupt nicht durch. Vor dem folgenden Gang setzte sich eine Hälfte der Testgruppe Brillen mit roten Gläsern auf, die andere Hälfte blickte durch grüne Gläser. Rot oder grün genießen, machte das einen Unterschied? Auch hier verblüfften die Ergebnisse. Die Rotseher nahmen ihr Essen süßer wahr, die Grünseher schmeckten eher saure Noten heraus.

Als Dessert gab es Quark mit Kiwi. Die Brillen hatten wir wieder abgenommen, dafür aber *unsere Nasen mit Wäscheklammern verschlossen*. Was passierte nun? Ich schmeckte die Kiwi nicht. Erst als ich die Klammer entfernte, nahm ich den fruchtigen Geschmack wahr.

Diese vielen überraschenden Eindrücke und Erfahrungen machten den Abend zu einem unvergesslichen Genusserlebnis. Thomas Bühner und Prof. Dr. Georg Ritter haben mich mit ihrem Können und Wissen tief beeindruckt. Mit beiden habe ich mich lange über das Thema Sehen und Essen unterhalten.

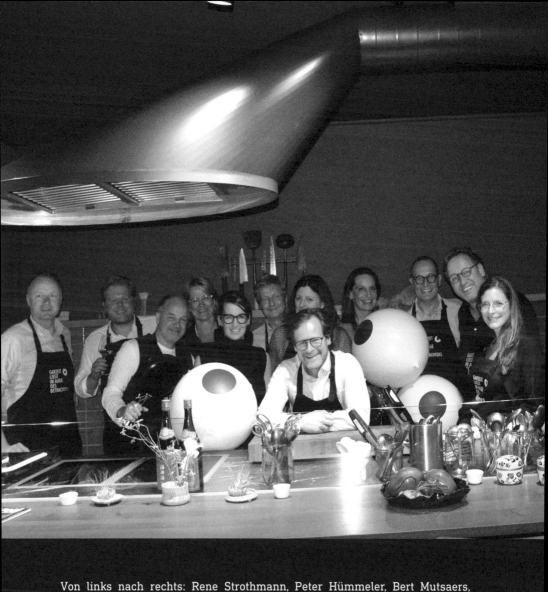

Von links nach rechts: Rene Strothmann, Peter Hümmeler, Bert Mutsaers, Gudrun Strothmann, Cathrin Meyer, Prof. Dr. Guido Ritter, Alexandra Zabel-Sorg, Peter Meyer, Friederike Piepenbrock, Arnulf Piepenbrock, Thomas Bühner, Sonja Bühner

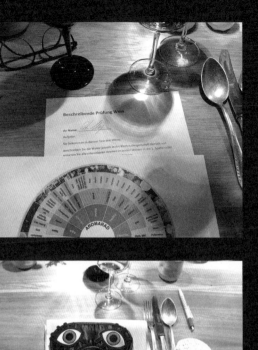

Beschreibende Prüfung Wein

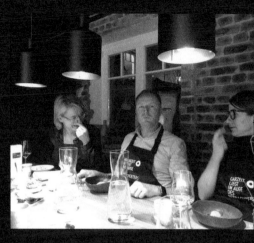

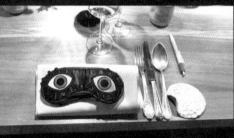

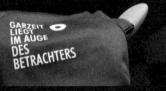

GARZEIT
LIEGT
IM AUGE
DES
BETRACHTERS

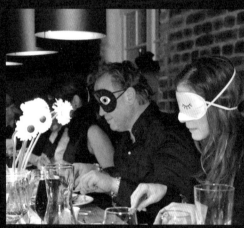

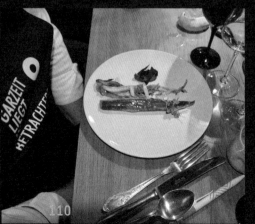

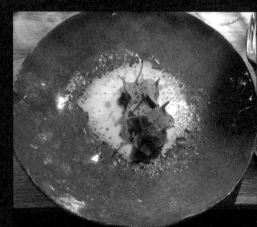

GESPRÄCH MIT THOMAS BÜHNER

DAS AUGE ISST MIT. WAS IST DA DRAN?

Das stimmt auf jeden Fall. Die Präsentation ist ein wichtiger Ausschlag, ob wir etwas mögen oder nicht. Wichtig ist das Auge auch beim Definieren: Was kann ich essen? Was schmeckt mir überhaupt? Ist es vielleicht verdorben?

WAS ERLEBEN WIR, WENN WIR IM DUNKELN BZW. MIT VERBUNDENEN AUGEN ESSEN?

Wir erleben auf jeden Fall einen ganz deutlichen Qualitätsverlust. Es ist schwieriger zu unterscheiden, was wir essen. Auch der Genuss ist dadurch total eingeschränkt. Nicht sehen bedeutet immer einen sehr großen Kontroll- und Vertrauensverlust. Sich etwas, das im Zweifelsfall kein Lebensmittel ist, in den Mund zu stecken, kann große Risiken bergen.

WARUM IST DAS SEHEN BEIM ESSEN SO WICHTIG?

Essen mit anderen zusammen ist immer auch Kommunikation. Das Sehen ist ebenfalls Kommunikation.

WAS WAR DAS UNANSEHNLICHSTE GERICHT, DAS SIE JEMALS GEGESSEN HABEN? UND WELCHES SAH AM SCHÖNSTEN AUS?

Ich habe sehr viel Ansehnliches und Unansehnliches gegessen. Das Wichtigste ist, was wir daraus machen. Ich erzähle immer gerne die Geschichte meiner Oma, wie sie auf der Streuobstwiese das Fallobst eingesammelt hat. Mit den Äpfeln mit Druckstellen hat sie die leckersten Kuchen gebacken. Es kommt halt darauf an. Auch besonders gute Lebensmittel kann man schlecht präsentieren bzw. zubereiten, dann ist das Ergebnis mies.

SEHEN SIE EINEM GERICHT AN, OB ES GUT SCHMECKT?

Auf jeden Fall. Ich kann die Zutaten definieren und sehen, ob mir das schmecken wird. Ich sehe das aber auch schon im Text auf der Speisekarte. Das beruht aber zum großen Teil auf meiner Erfahrung, nicht auf meiner Sehstärke.

KÖNNEN SIE ERKENNEN, OB FISCH ODER FLEISCH AUF DEN PUNKT GEGART IST?

Auch das kann ich sehen. Wie bei der vorherigen Frage ist das eine Mischung aus Sehen und Erfahrung.

WIE WICHTIG SIND VISUELLE FAKTOREN WIE LICHT, FARBEN UND FORMEN IN EINEM GUTEN RESTAURANT?

Das sind ganz wichtige Faktoren. Alle drei ergeben am Ende ein Bild. Zum Beispiel haben wir im Restaurant „la vie" extrem auf die Farben geachtet. Das Restaurant sollte ein behagliches Umfeld bieten und die in einem Restaurant immer noch ungewöhnliche Leuchte über dem Tisch ein möglichst schönes Bild der Gerichte zeigen, was uns ja offensichtlich auch in Kombination mit dem guten Geschmack gelungen ist.

SEHEN, HÖREN, RIECHEN. WENN SIE BEIM KOCHEN AUF EINEN DIESER DREI SINNE VERZICHTEN MÜSSTEN, WELCHER WÄRE DAS?

Gute Frage! Ich würde wohl auf das Hören verzichten, wobei ein Verzicht auf Sinne generell eine sehr große Einschränkung beim Kochen ist.

UND WAS MACHEN SIE, DAMIT BEIM KOCHEN NICHT DAUERND DIE BRILLE BESCHLÄGT?

Hier kann ich leider mit keiner bestechenden Idee dienen. Am einfachsten ist es immer noch, den Kopf zur Seite zu nehmen, wenn der Dampf kommt, und natürlich regelmäßig die Brille zu putzen.

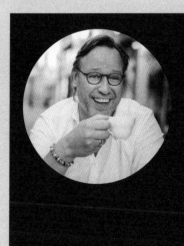

Thomas Bühner zählt seit mehr als 20 Jahren zur Liga der deutschen Spitzenköche. 1996 wird er als Küchenchef im Dortmunder „La Table" erstmals mit einem Michelin-Stern ausgezeichnet. 1998 folgt der zweite Stern. 2006 kürt ihn der Gault&Millau zum „Koch des Jahres". Von 2006 bis 2018 leitet er das Drei-Sterne-Restaurant „la vie" in Osnabrück. Seitdem ist er als Gastkoch, Keynote Speaker und Berater für gastronomische Konzepte und Lebensmittelproduzenten weltweit aktiv.

GESPRÄCH MIT PROF. DR. GUIDO RITTER

FARBEN BEEINFLUSSEN UNSEREN GESCHMACK, SAGEN SIE. WARUM IST DAS SO?

Wir reagieren auf Farben mit Geschmackserwartungen, da wir in unserem Leben die Erfahrung gemacht haben, dass rote Früchte reif und dementsprechend auch süß sind – und grüne Früchte unreif sind und dadurch eher sauer. Farben und Geschmack werden von uns soziokulturell erlernt und sind kulturabhängig.

Genetisch vorgeprägt ist bei uns als Homo Sapiens, dass wir vor allem die Farben Rot und Grün gut erkennen können. Sie standen bei der evolutionären Entwicklung der Sehfähigkeit des Menschen am Anfang. Rot ist dabei eher eine Warnfarbe, aber auch ein Hinweis auf süßen Geschmack und Kohlenhydrate.

WELCHE FARBEN WIRKEN SICH WIE AUF UNSER GESCHMACKSEMPFINDEN AUS?

Das ist kulturell abhängig. Bekannt ist aus Studien die oben beschriebene rote bzw. grüne Zuordnung für süß bzw. sauer. Andere Beispiele von erlernter Farbe-Geschmack-Beziehung: Bei Vanillepudding wird immer noch eine gelbe Farbe erwartet, obwohl eine ausgekratzte Vanilleschote keine gelbe Farbe hat, sondern nur die Blüte der Vanille-Orchidee, die aber in keiner Weise in das Lebensmittel übertragen wird. Minze wird mit Grün in Verbindung gebracht, auch wenn das ggf. verwendete Minzaroma farblos ist.

114

GIBT ES EINE GESCHIRRFARBE, BEI DER MAN WENIGER ESSEN MÖCHTE?

Eine Diätfarbe fürs Geschirr wäre Rot. Eine Warnfarbe also, die bewirkt, dass wir weniger zulangen. Auch wenn ein Gericht oder Snacks in einer roten Schüssel von Probanden nachweislich als nicht schlechter schmeckend empfunden werden.

IN WELCHEN FARBEN IST IHR ESSZIMMER GESTALTET? WELCHE FARBE HAT IHR GESCHIRR?

Unser Esszimmer ist dunkelblau, die Farbe des Vertrauens. Unser Geschirr ist weiß, da die Eigenfarben der Lebensmittel dadurch ohne weitere Beeinflussung schön herauskommen.

DAS AUGE ISST MIT, SAGT MAN JA. WIE SEHEN SIE DAS AUS WISSENSCHAFTLICHER SICHT?

Das stimmt unbedingt, das ist auch erwiesen. Wir sind bestimmte Farben bei Lebensmitteln gewohnt, und ein reif aussehender Apfel oder eine reife gelbe Zitrone können sogar den Speichelfluss auslösen. Blaue Kartoffelchips aus alten blauen Kartoffelsorten irritieren.

WARUM LIEGEN WIR BEIM ESSEN MIT VERBUNDENEN AUGEN SO OFT DANEBEN, WENN WIR DAS JEWEILIGE GERICHT ODER GETRÄNK ERRATEN SOLLEN?

Wir brauchen die Orientierung und den Abgleich der Farbe mit dem Geruchs- und Geschmackseindruck. Roter Saft lässt uns einen Beerensaft eher erkennen.

WAS IST DIE SPANNENDSTE ERKENNTNIS ZUM THEMA SEHEN-SCHMECKEN, DIE SIE IN IHRER ARBEIT GEWONNEN HABEN?

Dass wir uns durch gefärbte Lebensmittel so in der Erwartung steuern lassen. Ein rotgefärbter Ananassaft schmeckt völlig überzeugend nach Kirsche. Und selbst ich kann mich nicht der Täuschung entziehen.

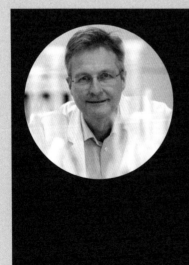

Prof. Dr. Guido Ritter lehrt Lebensmittelrecht, Lebensmittelsensorik und Produktentwicklung an der Fachhochschule Münster. In zahlreichen anwendungsorientierten Sensorik-Projekten arbeitet er mit mittelständischen und größeren Unternehmen der europäischen Lebensmittelmittelwirtschaft zusammen. Seine Forschungsgebiete: Entwicklung des Genusses und des Geschmacks, Wertschätzung von Lebensmitteln, nachhaltige Produktentwicklung, Verminderung der Lebensmittelverschwendung.

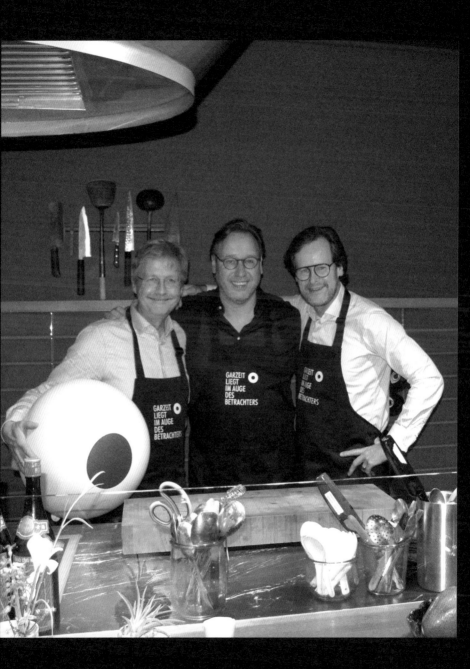

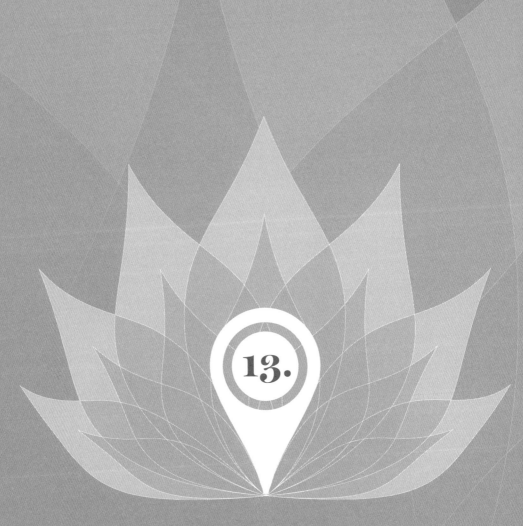

Ich mache jede Woche Yoga. Als ich meiner Yogalehrerin Sabine Joost davon erzählte, dass ich an einem Buch über das Sehen arbeite, erklärte sie sich spontan bereit, mich zu unterstützen. Sabine hat sich intensiv mit den Yoga-schriften beschäftigt. Yoga und Sehen, was heißt das für sie?
Hier sind ihre Gedanken dazu.

Yoga
fürs
Auge

EIN GASTBEITRAG VON SABINE JOOST

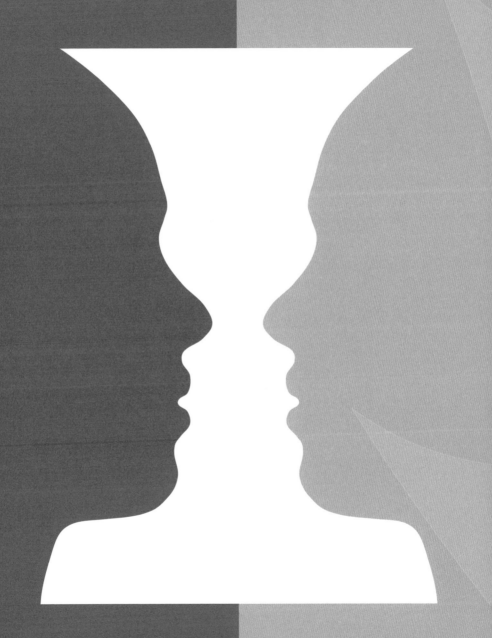

DAS SEHEN AUS YOGISCHER SICHT

Um die Welt zu erfahren, nutzt der Mensch eines oder mehrere Sinnesorgane, die im Idealfall störungsfrei Bilder, Geräusche, Gerüche, Geschmäcker und/oder taktile Reize an das Gehirn weiterleiten.

Das Gehirn an sich (mit seinem Intellekt, seinen Erinnerungen, der Vernunft, dem Ego und nicht zuletzt der Möglichkeit zum Bewusstsein) liegt ziemlich „im Dunkeln" und ist somit auf die Sinnesorgane angewiesen, die wie Objektive die Parameter der Außenwelt ins Innere leiten. Erst mit der Auswertung dieser Informationen kann im Gehirn eine Entscheidung für Ja oder Nein getroffen werden, für „mehr davon haben wollen" oder „nichts mehr davon haben wollen".

Natürlich liegen auf dem Weg von der Wahrnehmung des im Außen liegenden Objekts bis zur Entscheidung bzw. Bewertung des Objekts mehrere mögliche Fehlerquellen. Und so kann man vielleicht sogar sagen, dass die Veden (also die yogischen Schriften) eine Anleitung auf mehreren Ebenen zur Informationsverarbeitung geben. Sowohl ganz grobstofflich zur Erhaltung und Behandlung des Auges, der Leitung der Information vom Auge zum Gehirn, als auch feinstofflicher: in der Auswertung der Information, in der Bewertung der Information und im sich Lösen von der Bewertung der Information. Das große Ziel ist dabei, wirklich zu sehen, was ist, sich nicht von Illusionen (Formen, Namen) ablenken zu lassen und vor allem die Sinne wieder wie Objektive zu nutzen.

Die Kontrolle über die Sinne ist eine von acht in den Yogaschriften beschriebenen Stationen. Zumindest ursprünglich hatte sie einen ähnlichen Stellenwert wie die Yoga- und Atemübungen und Meditationen. Im Laufe des Lebens durchläuft der Mensch mehrere (Un-)Bewusstseinsstadien und unter anderem auch das Sich-Identifizieren (in die Abhängigkeit geraten) mit den Sinnen, sprich zum Beispiel unbedingt haben zu wollen, was man sieht, alles zu glauben, was das Ohr hört, im Restaurant nach Geschmack zu bestellen, anstatt das, was dem Körper gut täte, etc. Die Metapher, die in den Schriften verwendet wird, ist das Bild einer Kutsche mit fünf Pferden und einem Kutscher. Im Idealfall sind die Pferde (die Sinne) gepflegt und in ihrer Kraft, die Kutsche (der Körper) in bestem Zustand und der Kutscher (der Geist) wach, bei Bewusstsein und Herr über Pferde und Kutsche. Er lenkt mit Erfahrung und Wissen zum angestrebten Ziel.

DAS DRITTE AUGE UND DER BLICK NACH INNEN

Laut den Yogaschriften erlauben uns unsere Augen, ausschließlich Illusionen wahrzunehmen. Schon aus anatomischer Sicht ist das Funktionieren der Augen ein wahres Wunder. Das linke Auge erfasst einen anderen Ausschnitt als das rechte. Insgesamt sehen wir eigentlich auf dem Kopf stehende Bilder, erst im Gehirn werden die Bilder zusammengefügt, gedreht, blinde Flecken werden ergänzt oder assoziiert. Wir fügen uns im wahrsten Sinne des Wortes eine Realität zurecht. Betrachten wir es aus yogischer Sicht, so unterliegt diese Sicht Maya – der Illusion. Sie lenkt uns ab von dem, was wirklich ist, und hält uns gefangen in Formen und Namen. Im Alltag begegnet uns hin und wieder eine weitere Wahrnehmungsform. Diese beruht auf einem „Hab ich's doch gewusst". Einer Wahrheit, die sich nicht beweisen oder begründen lässt. Wir nennen sie Erfahrung, Intuition, Herzensweisheit oder Bauchgefühl.

So möchte ich Sie zum Abschluss einladen, häufiger mal die Augen zu schließen und zu prüfen, was Sie darüber hinaus wahrnehmen. Was ist das Thema hinter einer Auseinandersetzung oder einem Streit? Was braucht Ihr Körper gerade wirklich? Wie stellen Sie sich Ihre Zukunft vor? Wonach sehnt sich Ihre Seele? Was lässt Ihr System müde und erschöpft sein? Was ist überhaupt Wirklichkeit? Und was ist Ihre Wirklichkeit?

Erlauben Sie sich einfach häufiger, auf Ihr Gefühl zu vertrauen. *Erkunden Sie die Welt – mit Ihren Augen. Sehen ist nicht gleich sehen.*

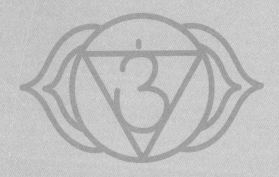

YOGAÜBUNGEN FÜR DIE AUGEN

AKKUPRESSUR- UND MARMAPUNKTE

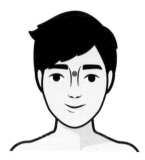 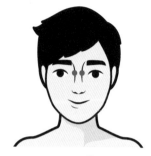

SCHLAFSTÖRUNGEN

Zielen Sie auf einen Punkt genau zwischen den Augenbrauen.

Vor dem Zubettgehen oder in der Nacht bei Ein- oder Durchschlafstörungen massieren Sie diesen Punkt 1 bis 3 Minuten lang zur Nasenwurzel hin.

MÜDE AUGEN, KONZENTRATIONSMANGEL

Schließen Sie die Augen, lehnen Sie sich zurück und massieren Sie diesen Punkt 1 bis 3 Minuten zur Stirn hin.

SCHNUPFEN, ERKÄLTUNG, KONZENTRATIONSSCHWIERIGKEITEN: ZU EMOTIONAL ODER ZU RATIONAL SEIN, LINDERUNG BEI HEUSCHNUPFEN

Die zwei Punkte liegen ungefähr dort, wo eine Brillenfassung aufliegt.

Klopfen oder massieren Sie mit etwas Druck diese beiden Punkte mehrmals ca. 20 Sekunden. So werden zwei der Hauptenergiebahnen stimuliert und beide Gehirnhälften aktiviert.

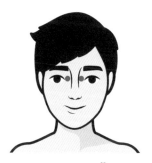 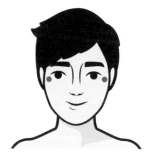

KRAFTLOSIGKEIT, MÜDIGKEIT, AUGENLEIDEN, KOPF-SCHMERZEN AUFGRUND VERSPANNTER STIRN- ODER AUGENMUSKULATUR

Diese Punkte liegen links und rechts neben der Nasenwurzel zwischen den Augen.

Geben Sie mit den Zeigefingern gleichzeitig etwas Druck gegen die Nasenwurzel und nach oben gegen die Augenhöhle und halten Sie den Druck einige Sekunden.

VERSPANNTE STIRN-, AUGEN-, KIEFERMUSKULATUR, SPAN-NUNGSKOPFSCHMERZEN, MUSKULÄR BEDINGTE AUGEN-SCHMERZEN, MÜDE AUGEN

Diese Punkte liegen direkt an den Augenhöhlen, in der Verlängerung zu den Mundwinkeln.

Drücken Sie die Daumen an die entsprechenden Punkte an die Augenhöhlen. Lehnen Sie den Kopf gegen die Daumen und versuchen Sie, die Muskulatur durch langes Ausatmen zu entspannen. Warten Sie einige Sekunden und wiederholen Sie den Druck gegebenenfalls. Seien Sie bei diesem Punkt eher vorsichtig als zu zielstrebig.

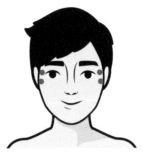

SCHLÄFENKOPFSCHMERZ, SCHWINDEL, ÜBELKEIT, ZÄHNEKNIRSCHEN, GEISTIGE ÜBERANSTRENGUNG

Shankha und Utkshepa (Ayurveda-Heilpunkte an der Schläfe)

Shankha liegt auf dem Schläfenbein, mittig zwischen äußerem Augenwinkel und Ohrenansatz; Utkshepa liegt etwa drei Querfinger darüber.

Massieren Sie die beiden Punkte jeweils 3 Minuten kreisförmig mit Zeige-, Mittel- und Ringfinger.

TRAINING FÜR DIE AUGENMUSKULATUR, DIE TRÄNENKANÄLE UND DIE ZUSAMMENARBEIT VON AUGEN UND GEHIRN

AUGENBLINZELN

Schließen und öffnen Sie die Augen ca. zehn Mal schnell hintereinander. Lassen Sie die Augen dann für einige Minuten ruhen. Wiederholen Sie die Übung drei Mal.

AUF- UND ABSCHAUEN

Lassen Sie den Kopf nach vorne ausgerichtet und drehen Sie die geöffneten Augen ca. 10 bis 20 Mal so weit nach oben und im Wechsel nach unten, wie es die Bewegungsamplitude ermöglicht. Erschrecken Sie nicht bei dieser Übung sowie auch bei der nächsten; Sie verspüren evtl. einen dumpfen Schmerz in der Augenmuskulatur.

SEITWÄRTS SCHAUEN

Ähnlich der vorhergehenden Übung drehen Sie nun die Augen von der Mitte nach links, zurück zur Mitte, nach rechts und zurück zur Mitte. Wiederholen Sie auch diese Übung 10 bis 20 Mal.

AUGENKREISEN

Schließen Sie die Augen für diese Übung und stellen Sie sich vor Ihrem inneren Auge eine Uhr vor. Beginnen Sie, die Augen auf jede Zahl des Ziffernblattes einzeln auszurichten. Lassen Sie die Augen rückwärts zurücklaufen. Wenn Sie die imaginären Ziffern einzeln angeschaut haben, versuchen Sie nun, die Ziffern mit den Augen zu einem Kreis zu verbinden.

NAH UND FERN SCHAUEN

Halten Sie einen Finger ca. zehn Zentimeter vor Ihre Augen und fokussieren Sie jetzt im Wechsel die Spitze des Fingers. Warten Sie, bis Sie einigermaßen klar sehen, und fokussieren Sie dann einen möglichst weit entfernten Punkt im Raum. Warten Sie, bis auch dieser scharf zu sehen ist. Wiederholen Sie die Übung fünf Mal.

REINIGUNG DER AUGEN

Speziell in der Yogatradition reinigt man die Sinnesorgane – zum einen durch Auszeiten und Minimieren von Sinneseindrücken und zum anderen durch Reinigungsrituale. Was die mittlerweile im Westen etablierte Nasendusche für das Sinnesorgan Nase ist, ist Tratak für das Sinnesorgan Auge.

Tratak dient im Yoga sowohl als Reinigungsübung als auch als Konzentrationsübung.

Starren Sie auf einen Gegenstand oder Punkt, ohne zu blinzeln. Das eventuelle Tränen der Augen hierbei ist beabsichtigt. Nach etwa einer Minute oder wenn das Bedürfnis zu blinzeln stärker wird, schließen Sie die Augen und versuchen den Gegenstand oder Punkt vor dem geistigen Auge zu sehen. Wenn das Bild vor dem inneren Auge verschwindet, wiederholen Sie die Reinigungsübung ein zweites Mal. Traditionell wird diese Übung mit dem Ausrichten auf eine brennende Kerze praktiziert. Im Grunde lässt sich diese Übung aber immer und überall durchführen.

GLEICHGEWICHTS-ÜBUNGEN

Auch wenn es biologisch nicht so vorgesehen war, übernimmt das Auge in der heutigen Zeit einen großen Anteil daran, dass wir unser Gleichgewicht halten. Wir haben im Zuge von Komfortzonen den Alltag so stark genormt und begradigt, dass wir den Gleichgewichtssinn (der eigentlich im Innenohr liegt) kaum mehr nutzen. Richtig auffallen tut diese Degeneration allerdings oft erst, wenn die Augen oder die Reaktionsgeschwindigkeit schlechter werden. Häufigere Stürze, Schwindel und Desorientierung können die Folge sein. Je mehr Körpersysteme aktiv und „in Form" sind, desto besser ist Ihre Lebensqualität bis ins hohe Alter. So möchte ich Ihnen an dieser Stelle, neben der Empfehlung für gesunde Augen, auch ein Training des Gleichgewichtssinns nahelegen. Im Folgenden finden Sie eine Auswahl von Übungen, die ich gerne empfehle, um sich Wartezeiten zu verkürzen. Im Zweifel natürlich nur, wenn niemand guckt.

BALANCIEREN

Suchen Sie sich eine Teppichkante oder legen Sie eine Schnur durch den Raum. Schließen Sie die Augen und versuchen Sie, auf dieser Kante oder Schnur wie auf einem Seil vorwärts und rückwärts zu balancieren. Haben Sie ein bisschen Geduld. Die meisten meiner Kunden bekommen beim ersten Mal einen riesigen Schreck. Der Gleichgewichtssinn lässt sich wieder aktivieren.

BALANCIEREN UND LINKS-RECHTS-KOORDINATION

Das linke Bein ist Standbein. Greifen Sie hinter dem Körper überkreuz mit der linken Hand den rechten Fuß. Nutzen Sie die rechte Hand zum Ausgleichen und schließen Sie die Augen. Nach ein paar Versuchen wechseln Sie: das rechte Bein ist das Standbein, mit der rechten Hand hinter dem Körper den linken Fuß greifen.

DER BAUM

Das linke Bein ist Standbein, stellen Sie den rechten Fuß am inneren Oberschenkel des linken Beines ab. Das Knie zeigt nach rechts. Nutzen Sie die Arme zum Balancieren und schließen Sie die Augen. Versuchen Sie sich auf das Standbein und die Atmung zu konzentrieren, die Balance zu finden und zu halten. Wechseln Sie das Standbein.

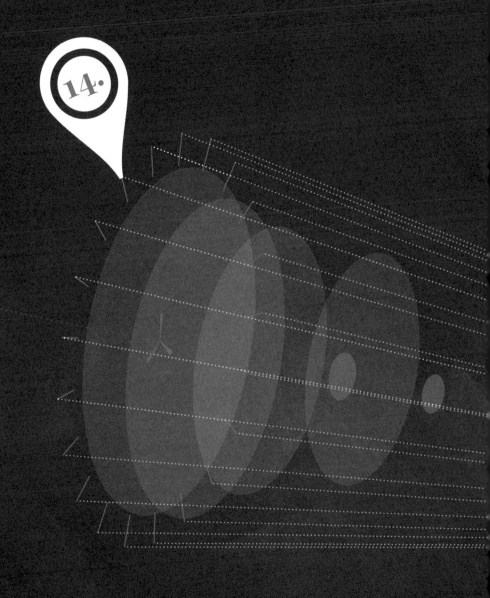

Kurze
Evolutions-
geschichte
des Sehens

Machen wir einen gewaltigen Sprung zurück in der Zeit, mitten hinein ins Kambrium. Damals, vor mehr als 500 Millionen Jahren, lebte das erste Wesen, das sehen konnte ...

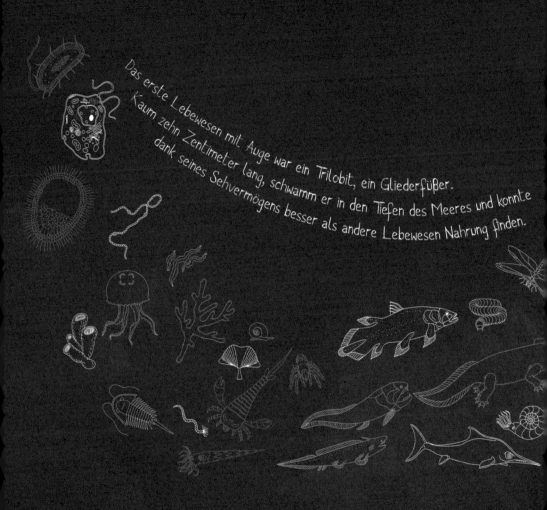

Das erste Lebewesen mit Auge war ein Trilobit, ein Gliederfüßer. Kaum zehn Zentimeter lang, schwamm er in den Tiefen des Meeres und konnte dank seines Sehvermögens besser als andere Lebewesen Nahrung finden.

Sein Sehvermögen war aus heutiger Sicht recht bescheiden, es entsprach gerade mal 100 Pixeln. Eine sehr, sehr grobe Auflösung also, heute sind wir da biologisch wie auch technisch viel weiter. Ihm reichte das aber für einen enormen Vorteil im Überlebenskampf.

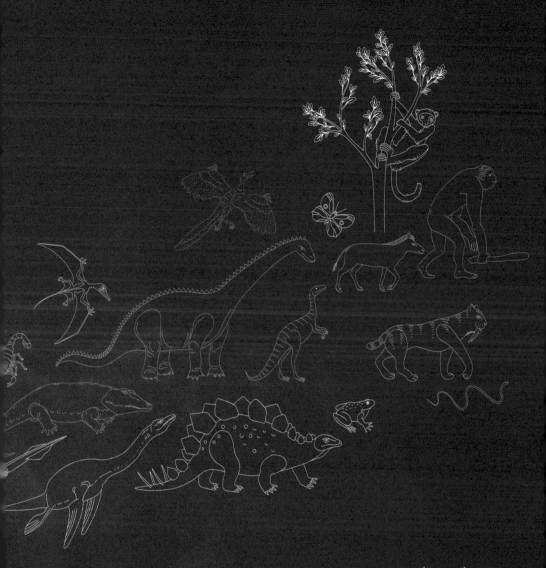

Im Laufe der Evolution entwickelten sich viele Typen von Augen. Lochaugen (Trilobit),
Flachaugen (Qualle), Grubenaugen (Würmer, Muscheln), Facettenaugen (Fliege) –
und auch Linsenaugen, wie sie der Mensch und andere Säugetiere haben.

Es lebe
die Vielfalt!

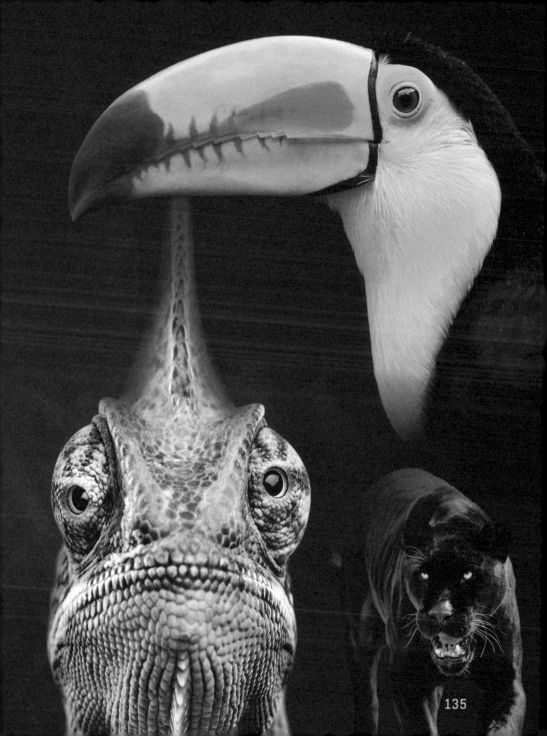

135

Stellen wir uns vor, wie das war, als der Mensch noch als Jäger und Sammler durch Wälder und Steppen zog. Weit musste er schauen können, um Beutetiere oder auch potenzielle Feinde zu entdecken. Was bewegte sich dort in der Ferne? Eine Gruppe von Mammuts? Was blitzte dort Helles zwischen den Bäumen hervor? Das Fell eines Säbelzahntigers? Auch für das Aufspüren von Beeren und anderen nahrhaften Pflanzen war ein guter Sehsinn unentbehrlich. Nahsehen, auf Armlänge oder noch näher, war hingegen längst nicht so essenziell wie heute. Zu lesen und zu schreiben gab es nichts. Kein Familie-Feuerstein-Magazin, kein Steinzeit-Internet.

Wann kamen die ersten Sehhilfen auf? Wir wissen, dass Archimedes, einer der großen Mathematiker der Antike, einen geschliffenen Kristall nutzte, um besser sehen zu können. Das war zwei Jahrhunderte vor Christi Geburt. Bis zu den ersten geschliffenen Linsengläsern verging noch einige Zeit. Wer genau es war, der die ersten Gläser schliff, ist umstritten. Es soll in der Zeit zwischen 1270 und 1290 gewesen sein, wahrscheinlich in Italien. Um 1300 herum startete in Murano die erste Brillenherstellung. Es waren konvex geschliffene Gläser, und es gab noch keine Bügel. Die Gläser wurden vors Auge gehalten oder, von einem Zwickel zusammengehalten, auf die Nase gesetzt. Besser sehen konnten damit nur Weitsichtige bzw. Menschen mit Alterssichtigkeit. Kurzsichtige mussten sich noch gedulden. Erst im 16. Jahrhundert schliff man Gläser auch konkav.

Die ersten Brillen kamen als Sehhilfen fürs Lesen zum Einsatz. Gelehrte oder Mönche nutzten sie. Mit Erfindung des Buchdrucks erhöhte sich die Zahl der möglichen Nutzer deutlich. Je mehr Menschen lesen und schreiben konnten, umso stärker fielen Sehschwächen ins Gewicht. Auch bei vielen handwerklichen Tätigkeiten war gutes Sehen nötig. Wie den Faden einfädeln, wie den Nagel einschlagen, wie die Verzierung aufs Porzellan pinseln ohne scharfe Sicht?

Kehren wir zurück in unsere Zeit. Die Epoche von Computer, Smartphone, Tablet, E-Book-Reader. Nahes Sehen ist angesagt. Fern gucken wir nur noch im Urlaub, wenn wir auf dem Berggipfel stehen oder am Strand den Sonnenuntergang genießen. Gut, das ist jetzt etwas übertrieben. Aber tatsächlich spielt Fernsicht keine große Rolle mehr in unserem Alltag.

So richtig geschaffen ist unser Auge für das dauernde Nahsehen nicht. Evolutionsmäßig ist das mit dem Jäger-und-Sammler-Dasein ja noch gar nicht so lange her. Wenn wir unsere Augen fragen würden: Ein gesunder Mix aus kurzen, mittleren und fernen Sehdistanzen wäre ihnen am liebsten.

Dumm nur, dass uns wenig interessiert, was unsere Augen mögen. Wir zwingen sie mehrere Stunden pro Tag, auf Displays und Papierseiten zu starren. Wir arbeiten und leben im Nahbereich. Ein wenig wie der Trilobit vor Millionen von Jahren. Immerhin sind unsere Augen weitaus komplexer, der Evolution sei dank – und wir haben Sehhilfen und allerlei andere Korrekturmöglichkeiten zur Hand, dank des menschlichen Erfindungsgeists.

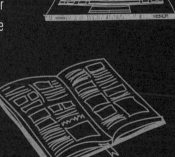

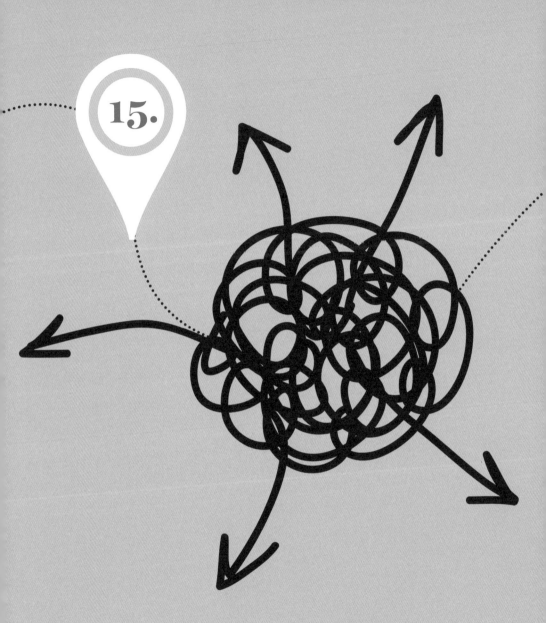

Unser
Gehirn
liebt
Bilder

Weiter geht's, und wir bleiben der Wissenschaft auf der Spur. Von der Evolutionsforschung ist es nämlich nur ein Sprung bis zur Neurowissenschaft ...

Bilder bleiben hängen. Sie sagen mehr als 1000 Worte, wie der Volksmund weiß. Dank der Gehirnforschung wissen wir, warum das so ist. Und wie wir dank Visualisierung besser lernen können.

„Ich male das mal kurz auf" oder „Ich zeige es anhand einer Grafik". Wenn das jemand sagt, will er uns etwas anschaulicher, verständlicher erklären, als er es mit Worten vermag. Schauen wir uns nur einmal in den Medien und im Arbeitsalltag in den Unternehmen um. Dort wird überall visualisiert. In Nachrichtensendungen sehen wir Tortengrafiken und Säulendiagramme, wenn es um Steuer, Rente oder Wahlergebnisse geht. Am Arbeitsplatz ist es ähnlich. Immer häufiger greift jemand im Meeting zum Filzstift und zaubert Grafiken und Illustrationen ans Whiteboard. Eine ganze Flut an Visualisierungsratgebern und -seminaren ist Ausdruck dieses Trends.

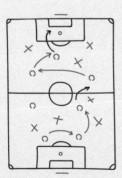

Der Mensch denkt in Bildern, und wir können Informationen besser verarbeiten, wenn wir sie mit Bildern, sprich Visualisierungen verknüpfen. Warum ist das so? Ich habe mich schlau gemacht, was die Gehirnforschung dazu sagt. Sie hat diese Erklärungen parat:

Komplexe Dinge werden durch das Visualisieren stark vereinfacht und damit leichter verstehbar. Außerdem stimulieren Bilder unsere Sinne. Wenn unser Gehirn nicht nur durch trockene Fakten, sondern auch durch visuelle Reize angesprochen wird, bleibt einfach mehr hängen. Nicht zuletzt lösen Visualisierungen sehr direkt Emotionen in uns aus. Wir sehen ein Bild, eine Grafik, ein Video, und zack, empfinden wir etwas. Und wie wir nur zu gut wissen, siegt die Emotion bei den allermeisten Entscheidungen über die Rationalität. Denken wir nur mal an Spontankäufe, die wir später bereuen. Was hat uns da bloß getrieben?! Tja, die Kraft der Emotion. Womöglich lag es an den schönen Bildern, die wir im Kopf hatten?

Jedenfalls können wir die Kraft des Visuellen sinnvoll für uns nutzen. Zum Beispiel, wenn wir Neues lernen wollen. Oder wenn wir anderen einen komplizierten Sachverhalt erklären müssen. Visualisierung geht einfacher, als wir denken. Ein Strichmännchen, ein Kreis, ein Pfeil, eine kurze Beschriftung – schon haben wir eine schwierig in Worten zu beschreibende Sache sehr einfach auf den Punkt gebracht.

Übrigens sprechen manche Menschen besonders gut auf visuelle Informationen an. Gerade wenn es ums Lernen geht, ist das wichtig zu wissen. Die Wissenschaft unterscheidet mehrere Lerntypen. Neben dem **visuellen Lerntyp** gibt es den **auditiven Lerntyp,** der Informationen bevorzugt durch Hören aufnimmt, den **motorischen Lerntyp,** der beim Lernen in Bewegung bleiben muss, und den **kommunikativen Lerntyp,** der durch Gespräche am besten lernt. Kein Mensch entspricht zu hundert Prozent einem dieser Lerntypen, die allermeisten von uns sind Mischtypen, die Grenzen zwischen den Lerntypen sind fließend.

Bleiben wir beim visuellen Lerntyp. Er lernt am besten, wenn er etwas liest, eine Grafik oder ein Bild betrachtet oder eine Handlung beobachtet. Falls Sie ein Kind haben, das überwiegend ein visueller Lerntyp ist, sollten Sie es dazu anregen, im Unterricht viel mitzuschreiben, damit es den Lernstoff später zu Hause noch einmal in Ruhe durchlesen kann. Schulbücher und andere Lernmaterialien mit hohem Bildanteil sind ebenfalls gut. Das Auge lernt mit! Lernvideos, Bücher, Karteikarten, Skizzen, Bilder, Fotos, Poster, eine anregend gestaltete Lernumgebung, all das hilft dem visuellen Lerntyp, Informationen besser zu verarbeiten.

Wie kann man herausfinden, ob man ein visueller oder ein anderer Lerntyp ist? Ich habe mich da schlau gemacht und bin auf die Akademie Überlingen in Osnabrück gestoßen. Sie hat sich auf „lerntypengerechtes Lernen" spezialisiert und bietet unter anderem Lerntypen-Tests an. Die Testergebnisse ermöglichen Aussagen über den individuellen Lerntyp des Teilnehmers. Sie können auch auf Mischtypen hinweisen, die sich neues Wissen über mehrere Sinneszugänge aneignen. Besonders interessant: Falls der bevorzugte Sinneszugang „blockiert" ist, zum Beispiel im Falle des visuellen Lerntyps durch eine Sehschwäche, kann eine massive Lernhemmung entstehen, die sich erheblich auf die persönliche und berufliche Zukunft auszuwirken vermag. Idealerweise sollte die Prüfung des Lerntyps mit einem Sehtest kombiniert werden, um etwaige Probleme identifizieren zu können. Wenn ein Kind, ein Jugendlicher oder ein Erwachsener Schwierigkeiten in der

Schule, in der Ausbildung oder im Job hat, kann dies durchaus mit schlechtem Sehen zu tun haben. Umso wichtiger ist es, frühzeitig eine Sehschwäche zu erkennen und zu korrigieren. Wer gut sieht, lernt leichter.

VISUELL

Lernen durch Sehen

- Bilder, Videos, Skizzen
- Vokabeln groß aufschreiben
- Lernzettel in der Wohnung verteilen und aufhängen

AUDITIV

Lernen durch Hören

- Vorträge und Präsentationen
- Dialoge
- Lerninhalte abfragen lassen

MOTORISCH

Lernen durch Bewegung

- Herumlaufen
- Einsatz von Gestik und Mimik
- Praktische Anwendung

KOMMU-NIKATIV

Lernen durch Kommunikation

- Diskussionen und Dialoge
- Gespräche in Lerngruppen
- Lerninhalte wiedergeben

Quelle: Akademie Überlingen

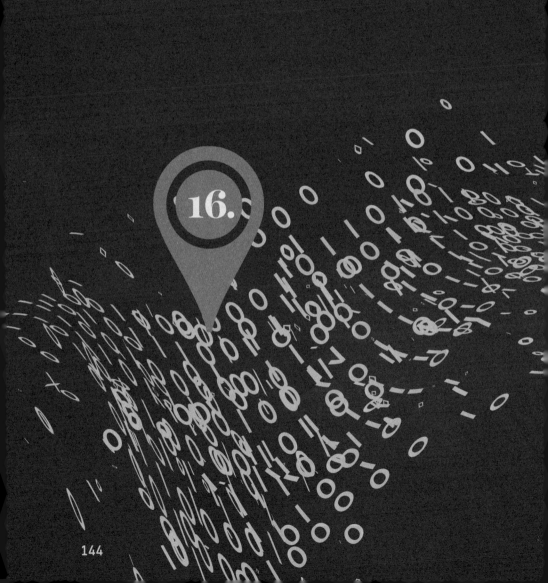

16.

Überleben
im
digitalen
Sehalltag

Die letzte Etappe unserer Reise widme ich allen Menschen, die digital leben und arbeiten. Im Prinzip sind das die meisten von uns …

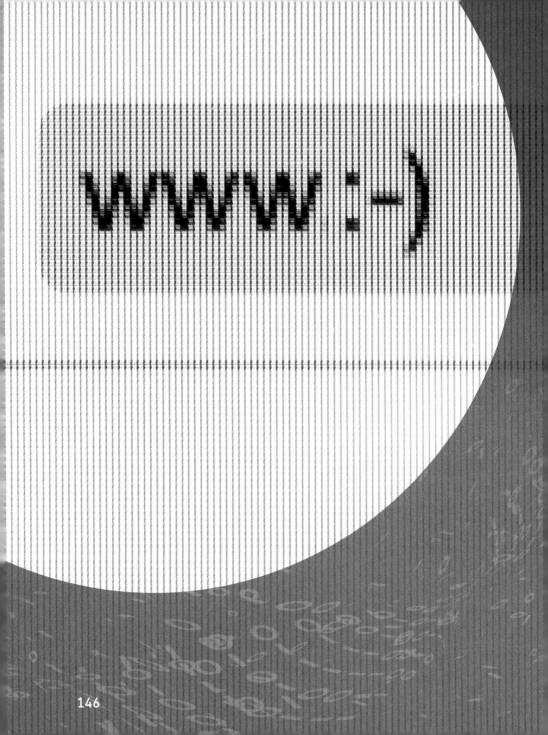

Schließlich schauen wir ja, je nach Beruf und Lebensweise, mehrere Stunden täglich auf Displays und Monitore. Unser digitaler Lifestyle setzt unseren Augen ganz schön zu. Wir merken es selbst, wenn abends unsere Augen gerötet sind und brennen. Oder wenn wir tagsüber so ein komisches trockenes Gefühl in den Augen haben. Plötzlich bekommen wir auch noch Kopfschmerzen und können uns schwer konzentrieren. Spätestens dann wissen wir, dass wir unsere Augen schonen sollten. Nur wie? Und warum ist Bildschirmarbeit überhaupt so anstrengend fürs Auge?

GERINGER SEHABSTAND, WOHIN MAN SCHAUT

Das Handy halten wir in rund 33 Zentimetern Abstand zum Auge, beim Tablet sind es ca. 39 Zentimeter, beim Monitor beträgt die Sehdistanz durchschnittlich 63 Zentimeter.

33 CM

Und jetzt überlegen Sie einmal, wie oft Sie am Tag auf Ihr Handydisplay oder einen anderen Bildschirm schauen.

Wissenschaftler sehen in diesem ständigen Nahsehen schon in jungen Jahren den Grund für die Zunahme an Kurzsichtigkeit in der Bevölkerung. Ursache für Kurzsichtigkeit ist ein zu starkes Längenwachstum des Auges. Vor allem in der Phase zwischen dem 8. und dem 15. Lebensjahr wächst unser Auge.

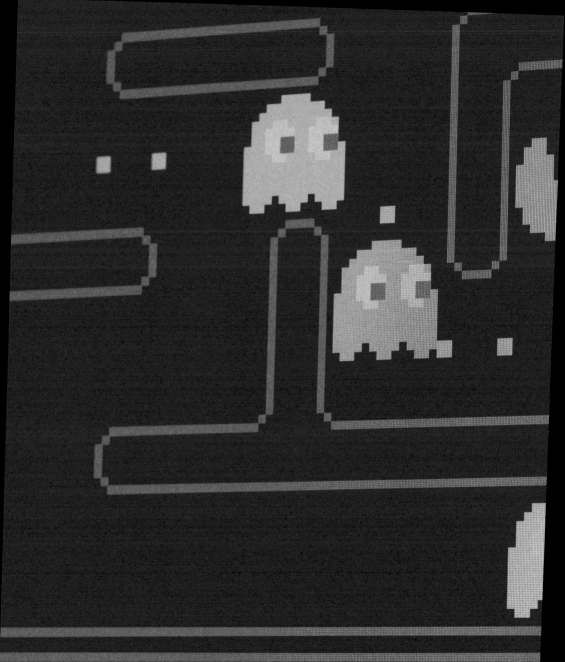

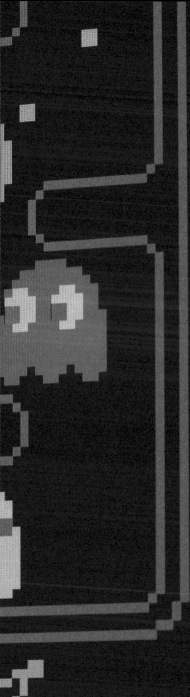

Wenn Kinder in dieser Zeit am Handy oder Tablet kleben, dann passt sich das Auge durch entsprechendes Wachstum an dieses Sehverhalten an. Übrigens ist das ein ganz natürlicher Anpassungsprozess des menschlichen Auges: Je länger es wird, desto weniger Muskelarbeit muss es bei Naharbeit aufwenden, das spart Energie. Nur leider wird dadurch das Sehen in die Ferne schlechter, denn der Brennpunkt des Auges liegt jetzt vor der Netzhaut. Zerstreuende konkav geschliffene Gläser müssen den Fehler korrigieren.

Um das Längenwachstum zu bremsen, sollten Nah- und Fernsehen sich abwechseln, was im normalen Arbeitsalltag leider häufig nicht möglich ist bzw. gerne vergessen wird. Wenn wir gerade an einem Text feilen oder ein Foto bearbeiten, klebt unser Blick geradezu am Bildschirm. Auch unser Lidschlag vermindert sich. Ein wesentlicher Grund für trockene Augen, weil die Tränenflüssigkeit nicht gleichmäßig auf die Augenoberfläche verteilt wird.

Wie können wir unsere Situation am Arbeitsplatz entspannen, wenn wir viel am Bildschirm arbeiten?

Diese Übungen helfen:

PALMIEREN

Handflächen aneinander reiben, bis sie warm werden. Dann sanft auf die geschlossenen Augen legen und die Wärme genießen.

AUGENMASSAGE

Hände aneinander warm reiben, dann mit den Zeigefingern vom Nasenrücken über die Augenbrauen bis zu den Schläfen streichen. Anschließend entlang der Nasenflügel unterhalb der Augen entlang bis zu den Schläfen.

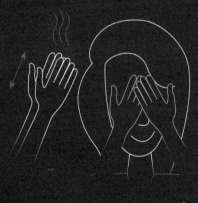

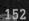

FIXPUNKT ANVISIEREN

Einen mehrere Meter entfernten
Punkt fixieren. Zum Beispiel ein
Fensterkreuz oder eine Türklinke.

DAUMENSTARREN

Die Arme weit vor sich strecken und
abwechselnd beide
Daumen anstarren.

BLINZELN UND GÄHNEN

Abwechselnd mit den Augen
blinzeln und dazu mit weit offenem
Mund gähnen.

FERNSEHEN

Schauen Sie stündlich für einige
Sekunden aus dem Fenster in die
Weite oder auf den am weitesten
entfernten Punkt.

MEHR ÜBUNGEN GIBTS AB SEITE 118 IM KAPITEL YOGA

BLAUES LICHT, GUT ODER SCHLECHT?

LED-Leuchten und auch Displays bzw. Monitore sondern blaues Licht ab. Als blau nehmen wir es aber nicht wahr, es erscheint uns weiß. Ungefähr so wie das Licht der Mittagssonne.

Die positive Wirkung des blauen Lichts ist bekannt. Es wirkt sich auf den Hormonhaushalt aus, indem es dazu beiträgt, den Melatonin-Spiegel zu senken. Wir fühlen uns wacher und aktiver. Die Schattenseiten des blauen Lichts sind zum Teil umstritten. So wird vermutet, dass es zu Schlafstörungen führen kann, wenn wir abends zu lange aufs Handy oder Tablet schauen. Hersteller wie Apple haben deshalb einen Nachtmodus entwickelt, der für ein wärmeres Displaylicht sorgt. Es gibt aber noch größere Sorgen. Manche Experten vermuten, dass blaues Licht die Netzhaut unseres Auges schädigen könnte und die Altersbedingte Makuladegeneration (AMD) fördere.

Um sich vor diesen möglichen Risiken zu schützen, gibt es unter anderem diese Wege:

BLAULICHTFILTER FÜR BILDSCHIRME

Die meisten Betriebssysteme für Handy und Rechner haben mittlerweile einen Nachtmodus, der das Blaulicht reduziert. Auch Schutzfolien und andere Filtervorsätze sind erhältlich.

ANTI-BLAULICHTBRILLE

Spezielle Brillengläser filtern Licht mit Wellenlängen unter 480 Nanometern heraus. Blaulicht wird so größtenteils geblockt. Eine PC-Brille mit solchen Gläsern setzt man nur für das Arbeiten am Bildschirm auf. Sie ist für den Nahbereich optimiert.

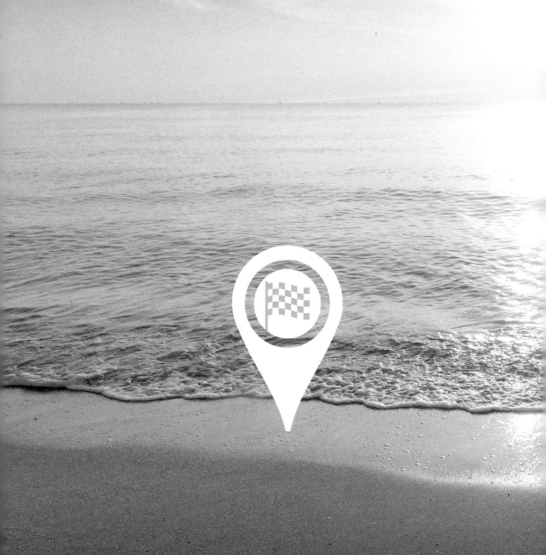

Ein letzter Blick ...

Unsere kleine Reise ist vorbei. Wir haben uns durch Länder, Zeitalter, Kulturen, Moden und Trends bewegt, etwas rastlos, aber mit wachem Blick und Verstand. Wir sind am Ziel dieses Buches. Das Thema gutes Sehen wird mich aber – und vielleicht auch Sie – nicht loslassen.

Mir hat es viel Freude bereitet, Sie auf dieser Entdeckungstour zu begleiten. Ich hoffe, Sie sehen das ähnlich (dass Sie diese Zeilen hier am Ende des Buches lesen, stimmt mich in dieser Hinsicht optimistisch).

Wenn Sie das Thema Sehen nach dieser Lektüre mit etwas anderen Augen betrachten, dann fühle ich mich sehr bestätigt. Genau das war meine Absicht.

Und falls Sie sich jetzt dabei ertappen sollten, öfters als zuvor an Ihre Augen zu denken, dann freut mich das ebenso. Unser wichtigstes Sinnesorgan hat sich ein wenig mehr Aufmerksamkeit und Respekt wirklich verdient.

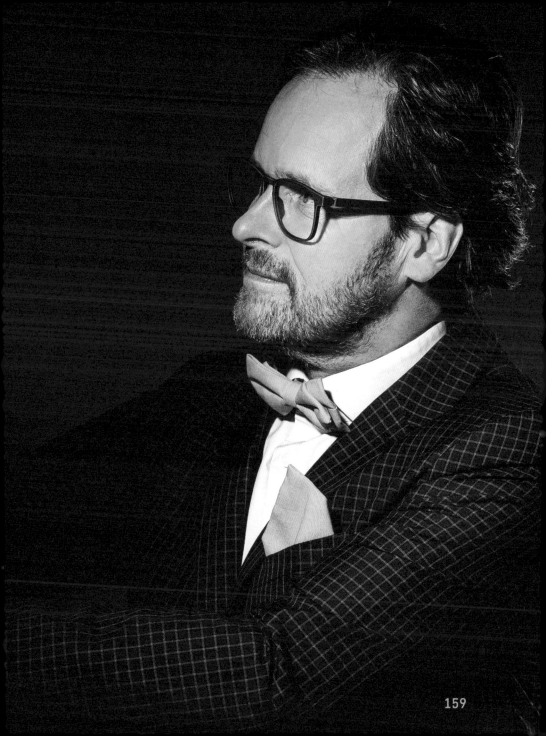

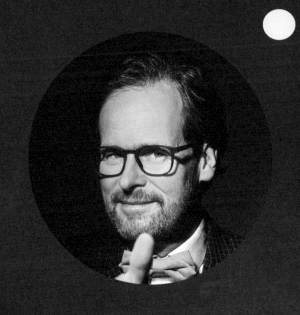

Übrigens bin ich sehr
gespannt, Ihre Gedanken
und Fragen zum Thema Sehen
und zu diesem kleinen Buch
zu erfahren. Schreiben Sie mir
doch ein paar Zeilen an
info@optikmeyer.de.

Auf Wiedersehen!

Ihr Peter Meyer

Impressum

Bibliografische Information der Deutschen Nationalbibliothek: Die Deutsche Nationalbibliothek verzeichnet diese Publikation in der Deutschen Nationalbibliografie; detaillierte bibliografische Daten sind im Internet über http://dnb.d-nb.de abrufbar.

ISBN 978-3-00-065304-9
19,95 €

© 2020: Peter Meyer, Osnabrück (Rechteinhaber)
1. Auflage 2020

Herausgeber: Peter Meyer, Osnabrück (Erbringer der Leistung)
Autor: Peter Meyer, Osnabrück
Umschlag, Layout und Satz: Verena Lorenz, München
Redaktionelle Mitarbeit: Torsten Schölzel, Berlin
Umschlaggestaltung: Verena Lorenz, München
Layout & Satz: Verena Lorenz, München
Korrektorat: Anna Singer, Grafing
Druck: Produktion Johannes Keppler GmbH
Fotografien: siehe Bildnachweis